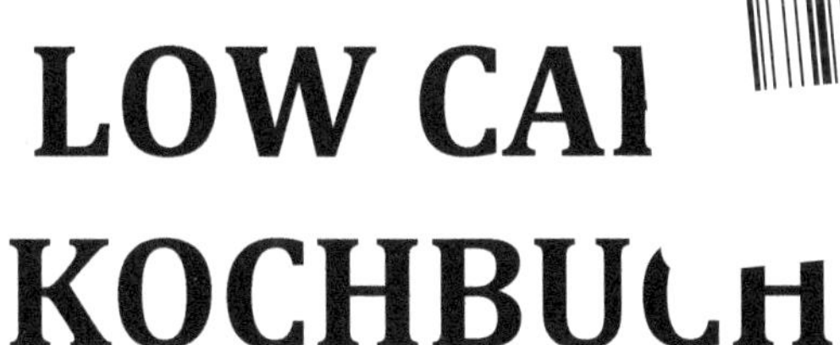

Das Kochbuch Mit Leckeren Und Schnellen Rezepten

(Low-carb Rezepte, Abnehmen Ohne Kohlenhydrate, Gesund Abnehmen, Schlank Werden)

Steffen Diederich

Herausgegeben von Kevin Dennis

Low Carb Kochbuch: Das Kochbuch Mit Leckeren Und Schnellen Rezepten (Low-carb Rezepte, Abnehmen Ohne Kohlenhydrate, Gesund Abnehmen, Schlank Werden)

ISBN 978-1-989965-41-2

INHALTSVERZEICHNIS

Kapitel 1: Der Ernährungsplan

Eine jede Diät beginnt mit dem Überdenken des eigenen Essverhaltens und der Entwicklung eines neuen Ernährungsplans. Da bildet auch die Low Carb – Diät keine Ausnahme. Das ist ein hartes Stück Arbeit. Sie können sich dabei nicht einfach einen Ernährungsplan aus einer Zeitschrift „kopieren" oder sich an dem von Freunden oder Bekannten orientieren.
Fakt ist: Jeder Mensch ist anders und besitzt ein anderes Essverhalten. Hieraus resultierend benötigt auch jede Person einen individuell auf sie zugeschnittenen Ernährungsplan.
Dieser ist von einer Vielzahl von Faktoren abhängig. Verwiesen sei hierbei explizit auf die persönlichen kulinarischen Präferenzen sowie die routinierten Angewohnheiten. Während die eine Personengruppe wert auf ein ausgedehntes Frühstück legt, überfällt die andere erst in den späten Abendstunden das Hungergefühl. Nicht nur der Ernährungsplan, auch der Abnehmerfolg erfolgt nicht linear.
Manche Menschen nehmen schlicht und ergreifend schneller ab als andere. Die Gründe dafür sind von mannigfaltiger Natur. Sie lassen sich beispielsweise auf den Stoffwechsel, das tägliche Bewegungspensum oder die Essgewohnheiten zurückführen.
Eine Diät ist kein Zuckerschlecken. Insbesondere die ersten Wochen sind eine regelrechte Zerreißprobe.

Nicht selten wirft die Mehrheit der Diäter die Ernährungsumstellung bereits in nach nur wenigen Etappen wieder über den Haufen. Wenn man Trotz Verzicht, Disziplin und Durchhaltevermögen keine sichtbaren Erfolge auf der Waage erkennen kann, kann das sehr frustrierend und demotivierend sein.
Ich selbst kann ein Lied davon singen. So musste ich selbst in meiner Vergangenheit bereits mehrmals feststellen, dass ich trotz hartnäckiger Diät zugenommen habe. Ich konnte mir diese Entwicklung nicht erklären. Schließlich hatte ich mich doch gesund ernährt und sogar auf meine heißgeliebte Schokolade verzichtet.
Heute bin ich klüger und habe nach genauer Analyse die Fehlerquelle ausfindig gemacht. Der von mir entwickelte Ernährungsplan harmonierte nicht mit meinem Leben und meinen täglichen Gewohnheiten. Die Mengen waren nicht auf mich abgestimmt. Ich aß zwar keine Mengen, aber durch meinen Sitzjob und meinen Bewegungsmangel waren die Portionen dennoch falsch zusammengestellt.
Nach einer erneuten und präziseren Auseinandersetzung mit mir und meinem Ernährungsplan konnte ich die Fehler ausmerzen und ein für mich geeignetes Ernährungs-Konzept entwickeln, welches sich hervorragend in meinen Alltag integrieren ließ.
Aber immer nur Diät und ein strikter Plan sind auch nicht die richtige Lösung. Ich selbst musste zu der Erkenntnis gelangen, dass mein Körper im

Dauerzustand auf Sparflamme umgeschaltet hat. Jedes Gramm Fett wurde vom Körper sofort eingespart.
Monotonie auf dem Teller und knallharter Verzicht sind also der Todfeind einer jeden Diät. Jeden Montag nur Zucchini-Nudeln wird auf Dauer langweilig. Schluss damit! Die Low Carb – Küche lockt mit einer Vielzahl an leckeren und interessanten Rezepten.
Das Angebot an kalorienreduzierten Speisen ist so vielfältig und facettenreich, dass Sie sich jede Woche einen neuen und für Sie passenden Wochenplan „zusammenbauen" können. Wichtig dabei ist, dass Sie den Spaß an der Diät nicht verlieren. Gönnen Sie sich zumindest einen Tag „Auszeit" pro Woche. An diesem Tag können Sie nach Herzenslust schlemmen und sich Ihren Schwächen widmen. Das stärkt das Durchhaltevermögen und liefert genug Motivation für die kommende Low Carb – Woche.
Jeder kennt ihn – jeder hasst ihn. Die Rede ist vom sogenannten Jojo-Effekt. Auch ich habe bereits mehrfach meine Bekanntschaft mit diesem Geißel der Menschheit gemacht.
Es lauert im Regelfall stets am Ende einer erfolgreich abgeschlossenen Blitz-Diät, um dann kalt und unberechenbar zuzuschlagen. Schnell sind die Pfunde wieder auf den Hüften und das Spiel beginnt erneut. Wichtig ist, dass Sie sich bei der nächsten Diät nicht vom Jojo-Effekt ausbremsen lassen. Auch der Jojo-Effekt hat seine Schwächen und lässt sich mit ein paar hilfreichen Tricks und Kniffen umgehen. Setzen Sie dieses Mal gezielt auf Sport und Bewegung, arbeiten

Sie an einer dauerhaften Ernährungsumstellung und vermeiden Sie Blitzdiäten. Bei dieser neuen Ausgangsposition kann sich der Jojo-Effekt gar nicht erst einstellen.

„Dieses Mal soll alles anders werden!". Wie oft habe ich mir diesen Satz zu Beginn einer Diät vorgesagt, nur um ihn dann wenige Wochen später doch in den Wind zu schlagen. Ich nehme an, dass auch Sie schon mehr als einmal in einer solchen Situation waren. Man startet motiviert und voller Tatendrang, nur um wenige Wochen später dann einzuknicken. Der Anfang einer Diät ist schnell gemacht – erst dann wird es schwierig. Man muss am Ball bleiben und eisernen Willen zeigen. Aber es lohnt sich. Nach einer Phase des Grübelns und Hinterfragens wird man mit den ersten sichtbaren Ergebnissen belohnt.

Toast Hawai

Toast Hawai gehört noch lange nicht zum alten Eisen. Die Low-Carb-Küche hat die Kultspeise jetzt für sich entdeckt.

Zubereitungszeit: ungefähr 30 Minuten

Portionen: für 4 Portionen

Nährwerte: Kalorien (548 kcal); Kohlenhydrate (10 g); Eiweiß (38,8 g); Fett (4,8 g)

Zutaten:

- 4 Scheiben Toast (Low Carb)
- 4 Scheiben Kochschinken
- 4 Scheiben Gouda
- 80 g Ananas
- 50 g Remoulade

Zubereitung:

1. Remoulade auf die Toastscheiben streichen.
2. Kochschinken auf Toastscheiben verteilen.
3. Ananas würfeln und auf den Kochschinken legen.
4. Toast mit Käse belegen und alles für ungefähr 15 Minuten bei 200 ° Celsius in den Backofen geben.

Tipp:

Statt Gouda kann auch Edamer genommen werden.

beendet ist, dann kommt zusätzlich die Sahne in den Topf und die gesamte Mischung wird auf Stufe 6 noch einmal kurz püriert.

Eine Portion enthält: 69 Kcal, 1,1 g Eiweiß, 4 g Fett, 7 g Kohlenhydrate

Käsesuppe mit Schinken

Käsesuppe wird vor allem gerne gekocht, wenn sich Gäste angekündigt haben, aber auch im Rahmen der Low Carb Ernährung kann sie eine sehr gute Wahl sein, da Käse reich an Eiweiß ist. Soll die Suppe gekocht werden, dann braucht es für eine Portion:

- 130 ml Milch mit einem Fettanteil von 1,5%
- 75 ml Gemüsebrühe
- 10 g Mehl
- 10 g Margarine
- 50 g Schmelzkäse
- 1 Scheibe Schinken (Kochschinken)
- frischer Zitronensaft
- Salz und Pfeffer

Die Margarine wird in den Topf gegeben und bei Stufe 1 bei einer Wärme von 100° C

für zwei Minuten erhitzt. Nun kommt das Mehl in den Topf hinein und wird zusätzlich zwei Minuten angeschwitzt, sodass eine erste Mehlschwitze entsteht. Anschließend wird die Gemüsebrühe mit der Milch und einem Spritzer Zitronensaft weiter in den Topf gegeben. Dazu kommen Salz und Pfeffer. Die gesamte Mischung wird bei 90° C

auf Stufe 4 für rund 5 Minuten nun gekocht. Nun wird der Kochschinken in kleine Würfel geschnitten und in die Suppe gegeben. Über den Linkslauf wird alles für 3

Minuten auf Stufe 1 noch einmal erwärmt. Die Suppe kann nun auf den Teller gegeben werden.

Pfannkuchen

Kcal.: 370 Zubereitungszeit: 15 min.

ZUTATEN:

- ☐ 2 große Eier
- ☐ 70 g Philadelphia Käse
- ☐ 70 g Mandelmehl
- ☐ 1/3 Vanilleschote
- ☐ 1 TL Backpulver
- ☐ ½ TL Zimt
- ☐ ½ TL Xylit
- ☐ 1 EL Wasser
- ☐ 200 g Apfelmus, Rezeptidee S. 1:

ZUBEREITUNG:

- Die Vanilleschote dritteln, längsseitig aufschneiden und mit Hilfe eines Messers das benötigte Mark herauskratzen.
- Vermischen Sie das Mandelmehl gründlich mit dem Zimt und dem Backpulver.
- In einer Küchenmaschine oder Rührgerät bitte nun Eier und Wasser verquirlen, dann diese mit dem Philadelphia Käse cremig verrühren. Danach den Teig für 3 Minuten ruhen lassen.
- Gleich im Anschluss erhitzen Sie in einer beschichteten Pfanne Speiseöl und backen dann, bei starker Hitze nacheinander und von beiden Seiten

jeden Pfannkuchen für 3 Minuten (größenabhängig) appetitlich goldbraun. Jeder Pfannkuchen sollte aus 4-5 EL Teig bestehen.

- Die selbstgemachten Pfannkuchen auf Tellern anrichten und mit dem vorbereiteten Apfelmus, Beerenfrüchten oder zerlaufener Butter servieren.

Griechisches Schweinefilet am Spieß

Zutaten für 4 Portionen

Zutaten:

- 600 g Schweinefilet

Zutaten für die Marinade:

- 5 EL Olivenöl
- 5 TL Zitronensaft
- 1 Knoblauchzehe (fein gehackt)
- ½ EL Oregano
- ½ EL Thymian
- 1 TL Paprikapulver, edelsüß
- 1 TL Zwiebelgranulat
- 1 TL Knoblauchpulver
- ½ TL Rosmarin
- ¼ TL Kreuzkümmel
- ¼ TL Estragon
- Salz, Pfeffer

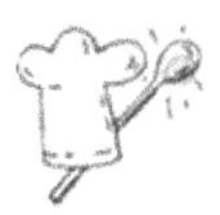

Arbeitsaufwand: gering

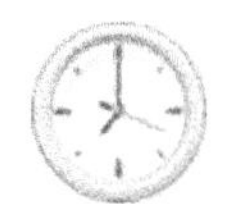

Zubereitungszeit: ca. 1 Stunde

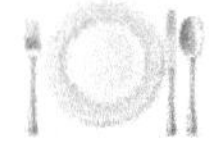 **Portionsgröße:** 4 Portionen

So wird´s gemacht:

1. Schweinefilet parieren und in gleichmäßige, etwa 1 cm dicke Scheiben schneiden.
2. Das Olivenöl zusammen mit dem Zitronensaft, Oregano, Thymian, Estragon, Rosmarin, Kreuzkümmel, Knoblauchpulver, Zwiebelgranulat, Paprikapulver sowie Salz, Pfeffer und Knoblauch in eine Schüssel geben und gut miteinander verrühren.
3. Das Schweinefilet nun in die Marinade geben, gut vermengen und für mindestens 2-3 Stunden (am besten über Nacht) im Kühlschrank ziehen lassen.
4. Anschließend das Fleisch gleichmäßig auf 8 Grillspieße verteilen, die Schnittfläche sollte dabei auf dem Grill aufliegen können.
5. Die Filetspieße nun von jeder Seite für etwa 3 Minuten grillen und nach Belieben mit leckerem Weißkrautsalat und Tzatziki genießen.

Spargel-Käse-Suppe mit Kartoffeln

Diese Suppe schmeckt durch ihre Spargelnote wunderbar nach Frühling und ist ein Muss, wenn die ersten Frühlingstage anbrechen.

Zubereitung ca. 40 Minuten

Zutaten für 2 Personen:

400 g Spargel (grün)

100 g Fontina Käse

100 g Kartoffeln (mehlig kochend)

125 ml Sojacreme

1 Schalotte

½ Zitrone

4 Stiele Petersilie

Rapsöl

Zucker

Salz & Pfeffer

Zubereitung:

Zuerst wäschst Du den Spargel und schälst ihn, am besten mit einem Spargelschäler. Die unteren Enden werden großzügig abgetrennt, damit keine holzigen Stellen im Spargel mit verarbeitet werden. Nun schneidest Du die Spargelköpfe bei einer Länge von etwa 3 Zentimetern ab und zerteilst den Rest in etwa 1 Zentimeter große Stücke.

Anschließend kochst Du einen Liter Wasser mit ½ TL Salz und einer Prise Zucker auf und gibst den Spargel für etwa 5 Minuten (bis er bissfest ist) in das bereits kochende Wasser. Danach hebst Du den Spargel mit einer Schaumkelle aus dem Wasser, schreckst ihn kalt ab und lässt ihn gut abtropfen. Den Spargelsud stellst Du vorerst zur Seite.

Nun schälst Du die Schalotte und schneidest sie in gleich große Würfel. Auch die Petersilie wird gewaschen und trocken getupft.

Danach schälst Du die Kartoffeln, wäschst sie und schneidest sie in sehr dünne Scheiben.

Dann erhitzt Du etwas Öl in einem Topf, gibst die Schalotten und die zwei Stiele Petersilie hinein und dünstest alles kurz an. Anschließend gibst Du die Kartoffeln und etwas Spargelsud dazu, kochst alles ein Mal auf und lässt es dann bei mittlerer Hitze für etwa 20 Minuten köcheln.

Nun nimmst Du den Käse und entfernst sorgfältig seine Rinde. Danach schneidest Du ihn in kleine Würfel. Außerdem presst Du die halbe Zitrone aus.

Wenn die 20 Minuten Kochzeit um sind, entfernst Du die Stiele der Petersilie aus dem Topf und pürierst den Rest bis eine glatte Flüssigkeit entsteht. Anschließend fügst Du die Sojacreme und den Käse hinzu und rührst alles bei niedriger Temperatur solange um, bis der Käse vollständig geschmolzen ist.

Zum Schluss kannst Du die Suppe nach Belieben mit Salz, Pfeffer und Zitronensaft abschmecken und den Spargel hinzufügen. Die Petersilie kannst Du, nachdem Du sie kleingehackt hast, ebenfalls unterrühren oder aber zum Garnieren auf dem Teller benutzen.

Protein – Pfannkuchen mit Frischkäse

Zutaten für ca. 4 Portionen:
80 g Mascarpone
8 Eier
200 g Frischkäse
60 g neutrales Eiweißpulver
20 g Gluten/Klebereiweiß
Etwas Süßstoff

Zubereitung:
Für diese köstlichen und simplen Pfannkuchen geben Sie einfach alle Zutaten in eine Rührschüssel und schlagen Sie sie mit einem Handrührgerät schaumig. In einer heißen Pfanne wird der Teig portionsweise abgebacken bis die Pfannkuchen goldbraun sind. Guten Appetit!

Das gesunde Proteinbrot mit frischer Gurke und knackiger Tomate

177,8 kcal | 11,8 Gramm Eiweiß | 8,4 Gramm Fett | 12,2 Gramm Kohlenhydrate

Zutaten:

- 2 Scheiben Proteinbrot
- 1 Tomate
- ¼ Gurke

Zubereitung:
Das Proteinbrot mit Gurke und Tomate zu belegen und die Gurke wahlweise mit ein paar Spritzern Zitronensaft beträufeln und mit Chilipulver würzen.

Damit wird das Brot eine besondere Note bekommen.

Eisberg Rolle

Zubereitungszeit: 10 Minuten
Schwierigkeitsgrad: Leicht
Zutatenliste für 1 Portion:
40g Quark, 1 Ei, 40g Käse gerieben, 4 Blätter Eisbergsalat, 20ml Salatsoße

Zubereitung:

1. Das Ei, den Quark und den Käse zusammen in eine Schüssel geben und zu einem glatten Teig verarbeiten. Den Backofen vorheizen auf 180°C Umluft und ein Backblech mit Backpapier auslegen.

2. Die Masse auf dem Backpapier verstreichen und für 15 Minuten im Ofen garen. Vor dem Belegen etwas abkühlen lassen. Den Rucola waschen und abtropfen lassen.

3. Die Eisberg Salatblätter waschen und abtropfen lassen, danach die Blätter in Streifen schneiden. Auf der Rolle verteilen und mit der Soße beträufeln. Die Rolle zusammen rollen.

Nährwertangaben:
222.1 kcal, Kohlenhydrate 4.5g, Eiweiß 19.3g, Fett 13.4g

Käserührei mit Oliven

(pro Portion 414 kcal, 5,6 Gramm Kohlenhydrate)

Wer kein Freund von Oliven ist, kann stattdessen auch Shiitakepilze oder getrocknete Tomaten verwenden.

Du brauchst:

12 Eier

125 ml Milch

200Grammmittelalten Gouda oder Emmentaler (wer es gerne sehr herzhaft mag, kann auch Bergkäse aus Rohmilch verwenden)

200 Gramm Minitomaten

eine Dose/ ein Glas schwarze Oliven

3 EL Butter

Salz

Pfeffer

Schnittlauch nach Belieben

Verquirle die Eier mit der Milch und den Gewürzen. Reibe den Käse und geben ihn zu den Eiern. Lass die Oliven abtropfen. Erhitze die Butter bei mittlerer Hitze in einer Pfanne, gib die Eiermasse hinzu, streue die Oliven drüber und lass alles bei vorsichtigem Rühren stocken.

Süße Pfannkuchen

Zutaten für zwei Portionen: 2 Eier, 100g Mandelmehl, 60ml Mineralwasser, 60g Frischkäse, 1 TL Xylith, 1 TL Kokosöl, 1 TL Backpulver, 1/2 TL Zimt und Früchte zum Garnieren

Und so geht es: Alle Zutaten, bis auf die Früchte und dem Kokosöl, miteinander vermischen und anschließend Portionsweise mit dem Kokosöl in einer Pfanne zu goldbraunen Pfannekuchen ausbacken. Diese mit Früchten garniert servieren.

Ungefähre Nährwertangaben pro Portion: 330Kcal, 2,5g Kohlehydrate, 23g Eiweiß, 24g Fett.

Selbstgemachtes Müsli

Zutaten für 4 Portionen:
verschiedene Samen, beispielsweise Sonnenblumenkerne, Kürbiskerne, Hanfsamen (ungesalzen und geröstet);
verschiedene Nüsse, beispielsweise Walnüsse, Mandeln, Haselnüsse, Paranüsse, Cashews, Pinienkerne (ungesalzen und geröstet);
nach Belieben als Süßungsmittel Stevia oder/und Obst, beispielsweise Erdbeeren

Zubereitung:
Zu Beginn den Backofen auf 180 Grad Ober- und Unterhitze vorheizen. Die Samen in einer Pfanne bei ständigen Rühren rösten. Dann die Nüsse, eine beliebige Menge, mit dem Stevia ca. 20 Minuten rösten, dabei immer wieder umrühren. Danach die Samen und die Nüsse in einer Schüssel vermengen. Mit frischen Beeren ihrer Wahl genießen.
Das Müsli kann auch in größerer Menge auf Vorrat zubereitet werden. Dafür einen luftdichten Behälter verwenden. Haltedauer sind etwa zwei Wochen.

Pariser Schnitzel mit Brokkoli

Nährwerte:

- 496,2 kcal
- 54,3 Gramm Eiweiß
- 25,5 Gramm Fett
- 4,1 Gramm Kohlenhydrate

Für eine Portion benötigst du:

- 150 Gramm Hühnerbrust
- 1 Ei, 100 Gramm Brokkoli
- Salz, Pfeffer
- 1 EL Sauerrahm
- 1 EL Mandelblättchen
- 2 EL Olivenöl zum Braten

So bereitest du dieses Gericht zu:
Das Hühnchen dünn klopfen und mit Salz und Pfeffer würzen. Das Ei mit dem Sauerrahm gut verquirlen. Das Hühnchen im Ei gut wenden und in der heißen Pfanne auf beiden Seiten anbraten und mit dem restlichen Ei übergießen. Den Brokkoli kochen und vor dem Anrichten neben dem Schnitzel mit Mandelblättchen bestreuen.

Putengulasch

Gulasch ist ein Klassiker aus der ungarischen Küche. Knoblauch und Zitrone verleihen dem Gericht ein ganz neues Gewand.

Zubereitungszeit: ungefähr 1 Stunde und 30 Minuten
Portionen: für 4 Portionen
Nährwerte: Kalorien (337 kcal), Kohlenhydrate (11g); Eiweiß (39g); Fett (17g)

Zutaten:

- 700 g Putengulasch
- 5 Zwiebeln
- 2 Knoblauchzehen
- 2 EL Öl
- 3 EL Paprikapulver
- 1 TL Kümmel
- 1 Prise Salz
- 1 Prise Pfeffer
- 1 Zitrone Bio

Zubereitung:

1. Zwiebeln schälen und klein schneiden.
2. Öl in eine Pfanne geben und erhitzen.
3. Putengulasch in die Pfanne geben und mit Salz und Pfeffer würzen.
4. Erneut Öl in einen weiteren Topf und erhitzen.
5. Zwiebeln beifügen und für ungefähr 10 Minuten glasig dünsten.
6. Gulasch beifügen und dünsten.
7. Gelegentlich umrühren.
8. Mit Paprikapulver würzen und verrühren.
9. Gulasch mit Wasser aufgießen, Salzen und Pfeffern und für ungefähr 30 Minuten schmoren lassen.
10. Knoblauch schälen.
11. Zitrone mit warmen Wasser abspülen, abtrocknen und die Schale abreiben.
12. Knoblauch, Zitronenabrieb, Salz und Kümmel zerkleinern.
13. Gulasch mit dem Ergebnis würzen.

Tipp:

Wer es gerne „klassisch“ mag kann auf die Zitrone verzichten.

Eine Portion enthält: 260 Kcal, 3,5 g Eiweiß, 22 g Fett, 9 g Kohlenhydrate

Tomatensuppe mit Chili

Tomatensuppe gibt es in verschiedenen Varianten und die Mischung mit Chili kann sich wirklich sehen lassen. Sie ist optimal für die kühlen Tage des Jahres geeignet, da die Suppe so von innen wärmt. Tomatensuppe zeichnet sich durch einen kräftigen Geschmack aus und bietet sich auch als Ergänzung zu einem Menü an. Für die Zubereitung von vier Portionen braucht es die folgenden Zutaten:

➢ 400 ml frische Gemüsebrühe

➢ 350 g Paprika, rot

➢ 800 g Tomaten, passiert

➢ 150 g Zwiebeln

➢ 1 Knoblauchzehe

➢ 1 Lorbeerblatt

➢ 1 Chilischote

Der Thermomix wird zur Hand genommen und die Zwiebeln sowie die Paprika hineingegeben. Beides wird vorher gewaschen bzw. geschält. Der Thermomix wird auf Stufe 5 eingestellt. Die Zerkleinerung sollte rund 30 Sekunden laufen.

Der Knoblauch wir geschnitten, ebenso wie der Chili. Beides kommt mit in den Thermomix. Der Thermomix wird auf 100° C eingestellt und für vier Minuten gart nun alles darin. Anschließend wird ein Lorbeerblatt hinzugefügt. Auch die Gemüsebrühe kommt nun in den Topf mit hinein. Nach wie vor bleibt der Thermomix auf 100°C und nun wird noch einmal alles für sechs bis sieben Minuten gekocht. Im letzten Schritt kommen die passierten Tomaten hinein. Die Temperatur wird nun auf 80° C runtergestellt und die Suppe kocht für 15

Minuten. Anschließend kann die Suppe noch einmal abgeschmeckt werden. Mit der Würze sollte bis zum Abschluss gewartet werden, da der Chili so seine volle Kraft entfalten kann. Daher ist es besser, zwischendurch keinen Pfeffer und kein Salz einzusetzen.

Zypriotisches Frühstück

Kcal.: 950 Zubereitungszeit: 10 min.

ZUTATEN:

- ☐ 4 große frische Pflaumen
- ☐ 8 frische Feigen
- ☐ 200 g Halloumi Käse
- ☐ 2 EL Olivenöl
- ☐ Salz, Pfeffer

ZUBEREITUNG:

- Die Feigen werden zuerst halbiert und danach vollständig mit Olivenöl eingerieben.
- Die Pflaumen bitte gründlich waschen, halbieren, die Kerne entfernen und nun die Hälften ebenfalls einmal vollständig mit Olivenöl einreiben. Die Pflaumenhälften werden im Anschluss stark mit Pfeffer und Salz gewürzt, die Feigen bleiben ungewürzt.
- In einer geeigneten Pfanne braten Sie dann, bei mittlerer Hitze, die gewürzten Pflaumen für etwa 3-4 Minuten (größenabhängig) bis der Saft beginnt auszutreten.
- Die Feigenhälften werden nach 2 Min. Garzeit dazugelegt und braten für reichlich eine jedoch

höchstens 2 Min. mit. Das Obst bitte mehrmals wenden.

- Der Halloumi Käse wird in Scheiben geschnitten und auf dem Grill (oder Grillpfanne), unter ein- bis zweimaligem wenden, so lange gegrillt, bis die typisch dunklen Streifen sichtbar werden.
- Bitte richten Sie den fertigen Halloumi Käse neben dem gebratenen Obst auf Tellern an und servieren Sie dieses Frühstück heiß.

Minutensteaks mit Tomaten & Mozzarella

Zutaten für 4 Portionen

<u>Zutaten:</u>

- 8 Minutensteaks vom Schwein (á 150 g)
- 400 g Zucchini
- 1 rote Paprika (mittelgroß, ca. 150 g)
- 4 kleine Tomaten (ca. 200 g)
- 2 Frühlingszwiebeln
- 200 g Mozzarella
- 4 Knoblauchzehen
- 1 TL Basilikum
- 1 TL Rosmarin
- 1 TL Oregano
- 2 EL Oliven Öl
- Salz, Pfeffer

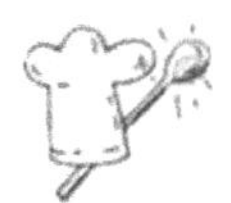

Arbeitsaufwand: mittel

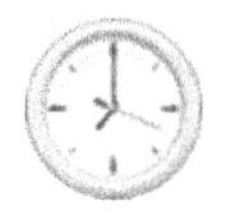

Zubereitungszeit: ca. 30 Minuten

Portionsgröße: 4 Portionen

So wird´s gemacht:

1. Knoblauch pressen, Lauchzwiebeln putzen und in Ringe schneiden, Zucchini halbieren und in Scheiben schneiden, Paprika waschen, entkernen und in mundgerechte Stücke schneiden. Die Tomaten waschen und in Scheiben schneiden. Den Mozzarella abtropfen lassen und ebenfalls in Scheiben schneiden.
2. Knoblauch, Lauchzwiebeln, Paprika und die Zucchini-Scheiben in eine Alu-Grillschale geben, 1 EL Oliven Öl, sowie Salz, Pfeffer und Rosmarin dazu geben und alles gut miteinander vermengen.
3. Die Minutensteaks von beiden Seiten mit dem restlichen Öl bestreichen und mit Salz und Pfeffer würzen.
4. Das Gemüse im Aluschälchen auf dem Grill rösten, bis es eine schöne Farbe hat. Gegen Ende die Minutensteaks auf den Grill geben und von beiden Seiten etwa 2-3 Minuten grillen.
5. Die Minutensteaks mit Tomatenscheiben und Mozzarella belegen und weiter grillen, bis der Käse anfängt zu schmelzen.
6. Mit Basilikum und Oregano bestreuen und zusammen mit dem gegrillten Gemüse genießen.

Blumenkohlsuppe mit Lauch

Die Blumenkohlsuppe ist nicht nur wärmend sondern auch wunderbar sättigend und damit ein echter Genuss für jeden.

Zubereitung ca. 30 Minuten

Zutaten für 2 Personen:

1 Blumenkohl

2 Stangen Lauch

1 Karotte

1 Zwiebel

1 Kartoffel

700 ml Gemüsefonds

100 ml Weißwein

1 EL Olivenöl

3 Stängel Thymian

½ Bund Petersilie

½ Bund Dill

Salz & Pfeffer

Zubereitung:

Zuerst löst Du die Blumenkohlröschen von den Stielen und putzt sie grünlich. Dann schneidest Du den Lauch in gleich dicke Scheiben. Danach schälst Du die Möhren und die Zwiebeln und schneidest sie in gleich dünne Scheiben. Auch die Kartoffeln werden geschält und in gleich große Würfel geschnitten.

Dann nimmst Du einen großen Topf und erhitzt das Olivenöl darin. Wenn das Öl richtig flüssig ist, gibst Du die Zwiebel, den Lauch und die Möhre hinzu und schwitzt alles kurz an. Danach gibst Du die Kartoffeln und den Blumenkohl mit dazu und brätst sie ebenfalls kurz mit an.

Nun löschst Du alles mit dem Weißwein ab und lässt die Suppe aufkochen, um den Alkohol verdunsten zu lassen.

Anschließend gibst Du den Gemüsefond hinzu und lässt alles bei mittlerer Hitze für 10 Minuten köcheln.

Währenddessen kannst Du die Kräuter hacken, um sie anschließend zur Suppe zu geben.

Zum Schluss kannst Du die Suppe mit einem Stapmixer pürieren, bis sie die gewünschte Konsistenz hat. Sollte sie dann zu dickflüssig sein, kannst Du sie mit heißem Wasser verdünnen und anschließend alles nach Belieben mit Salz und Pfeffer nachwürzen.

Stracciatella-Orangen-Quark

Zutaten für 4 Portionen:
10 g Kokosraspeln
Etwas Mineralwasser
250 g Quark
1 Orange
20 g geraspelte Zartbitterschokolade
1/2 TL Zimt

Zubereitung:
Schälen Sie zunächst die Orange und würfeln Sie das Fruchtfleisch in kleine Stücke. Geben Sie alle weiteren Zutaten in eine Schüssel und verrühren Sie alles gut miteinander. Heben Sie anschließend die Fruchtstücke unter. Kalt serviert ein wahrer Genuss!

Nussiger Vanilleshake

189,4 kcal | 18,3 Gramm Eiweiß | 10 Gramm Fett | 7,6 Gramm Kohlenhydrate

Zutaten:

- 250 ml Mandelmilch
- Mark einer Vanilleschote
- 20 Gramm Whey Protein Pulver
- 1 TL Haselnuss-Paste
- Xucker oder Süßstoff

Zubereitung:

Auch hier alle Zutaten miteinander gut vermischen. Ein Mixer wird die Arbeit gut erledigen.

TIPP: Man kann hier als Topping einen Klacks Sahne mit hineingeben. Dies gibt dem Shake eine schöne, cremige Note.

Soja Ei

Zubereitungszeit: 10 Minuten
Schwierigkeitsgrad: Leicht
Zutatenliste für 1 Portion:
2 Eier, 1 Glas Sojasprossen, 2 EL Soja Sauce, 1 Frühlingszwiebel, Pfeffer/Salz

Zubereitung:

1. Die Eier in einen Becher geben und gut durchmischen. Die Gewürze hinzugeben und erneut gut durchmischen.

2. Die Frühlingszwiebel in kleine Ringe schneiden und waschen. Die Frühlingszwiebel gut abtropfen lassen. Die Sojasprossen gut abtropfen lassen.

3. Die Eier mit den Sojasprossen und der Soja Sauce sowie den Frühlingszwiebeln in eine Pfanne geben und gut durch garen.

Nährwertangaben:
266.1 kcal, Kohlenhydrate 6.5g, Eiweiß 21.3g, Fett 16.4g

Spinatröllchen mit Feta

(pro Portion 172 kcal, 10,3 Gramm Kohlenhydrate)

Eine Variation der Frühlingsrollen mit griechischem Einfluss. Schmeckt ebenfalls sehr lecker.

Du brauchst:

500 Gramm gefrorenen Blattspinat

6 Eier

eine halbe Zwiebel

250 Gramm Frischkäse

250 Gramm Feta

eine große Handvoll Minze

Salz und Pfeffer nach Geschmack

15 Stück Reispapier (gibt's im Asia-Laden)

Taue den Spinat auf und drücke ihn gründlich aus, damit deine Röllchen nicht wässrig werden und aufweichen. Hacke den Spinat und schäle und würfle die Zwiebel in kleine Stückchen. Schlage die Eier in eine Schüssel und verquirle sie und gib den Feta in kleinen Stücken hinein. Hacke die Minze. Gib nun alle Zutaten in die Schüssel mit den Eiern und vermische sie gründlich, bis vom Feta nur noch Flocken erkennbar sind.

Heize den Backofen auf 180 Grad vor. Nimm nun das Reispapier und mach es kurz nass, damit es flexibel wird. Lege einen Löffel voll von der Spinatmischung auf ein Reispapier. Falte zuerst die Seiten nach innen und rolle es dann auf.

Verteile Öl auf einem Backblech, sodass es gut damit bedeckt ist und rolle jedes Spinatröllchen gut darin herum, damit es von allen Seiten mit Öl bedeckt ist und lege alle Röllchen auf das Blech. Backe sie für 15 bis 20 Minuten, oder bis sie goldbraun sind.

Zucchininudeln mit rotem Pesto

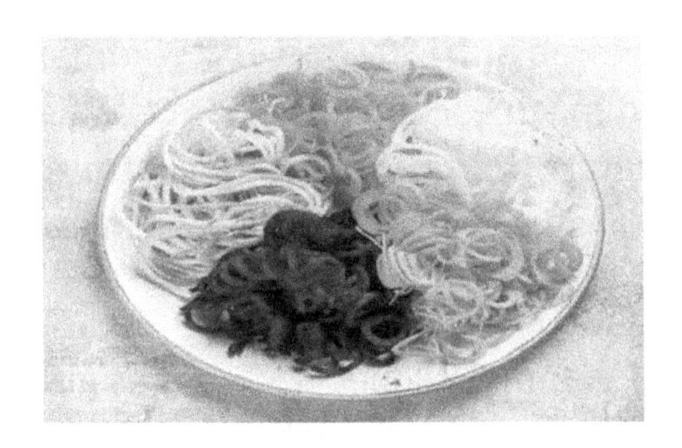

Zutaten für zwei Portionen: 300g Zucchini, 50g Frischkäse, 2 TL rotes Pesto, 2 TL Wasser, eine Prise Salz und eine Prise Pfeffer

Und so geht es: Die Zucchini mit einem Spiralschneider in feine Nudeln schneiden und für 2 Minuten in kochendem Salzwasser garen. Die restlichen Zutaten zu einer cremigen Sauce verrühren und unter die Zucchininudeln heben. Guten Appetit!

Ungefähre Nährwertangaben pro Portion: 240kcal, 10g Kohlenhydrate, 10g Eiweiß, 18g Fett

Garnelen-Rührei

Zutaten für 4 Portionen:
100 g Garnelen
3 Eier
1 EL Frischkäse
20 g Frühlingszwiebeln
1 EL Milch
1 TL Rapsöl
Petersilie
Pfeffer
Etwas Salz

Zubereitung:
Zuerst einen Esslöffel Milch mit den 3 Eiern verrühren und mit Pfeffer und Salz kräftig würzen. Die Frühlingszwiebel in feine Ringe schneiden, die Petersilie klein hacken und zur Ei-Masse geben und verrühren. In einer beschichteten Pfanne Öl erhitzen und die Masse hineingeben. Nach ca. 1 Minute die Garnelen darauf verteilen. Alles gut stocken lassen. Das fertige Garnelen-Rührei anrichten und den Frischkäse als Topping verwenden.

Gemüsenudeln a la Carbonara

Nährwerte:

- 311, 2 kcal
- 22,9 Gramm Eiweiß
- 18,8 Gramm Fett
- 9,9 Gramm Kohlenhydrate

Für eine Portion benötigst du:

- 1 Möhre
- 1 Zucchini
- 2 Scheiben Putenschinken
- 1 Ei, 2 EL Sahne
- 1 EL Parmesan, Salz, Pfeffer
- 1/2 Zwiebel
- 1 Knoblauchzehe
- 1 EL Olivenöl

So bereitest du dieses Gericht zu:
Die Möhre und die Zucchini mit dem Sparschäler zu Nudeln verarbeiten und in Salzwasser für 3 Minuten blanchieren. Aus dem Wasser nehmen und abtropfen lassen. Zwiebel und Knoblauch klein schneiden und im Olivenöl anbraten. Den Putenschinken in Streifen schneiden und zum Zwiebel geben. Ei und Sahne verquirlen und in die Pfanne geben. Mit dem Parmesan bestreuen. Die Gemüsenudeln dazugeben und kurz durchschwenken. Mit Salz und Pfeffer abschmecken.

Vegetarische Gemüserollen

Gemüse geht immer. Die vegetarischen Gemüserollen sind für Vegetarier wie auch für Low Carber geeignet.

Zubereitungszeit: **ungefähr 15 Minuten**

Portionen: **für 2 Portionen**

Nährwerte: Kalorien (122 kcal); Kohlenhydrate (10 g); Eiweiß (4 g); Fett (7 g)

Zutaten:

- 100 g griechischer Joghurt
- 60 g roten Paprika
- 60 g grünen Paprika
- 60 g orangenen Paprika
- 60 g Mangold
- 50 g Gurke
- 50 g Kohlrabi
- 4 Stängel Koriander
- 2 Stängel Minze
- 1 Prise Salz
- 1 Prise Pfeffer
- etwas Öl
- 1 Spritzer Zitronensaft

Zubereitung:

1. Gemüse waschen und vorsichtig abtrocknen.
2. Paprika entkernen und in Streifen schneiden.

3. Kohlrabi schälen und ebenfalls in Streifen schneiden.
4. Gurke ebenfalls in Streifen schneiden.
5. Griechischer Joghurt und etwas Öl in eine Schüssel geben und gut vermengen.
6. Knoblauch schälen und auspressen.
7. Koblauch in die Schüssel mit dem Joghurt geben.
8. Alles mit Salz, Pfeffer und Zitronensaft verfeinern.
9. Mangoldblätter auf die Gemüsestreifen verteilen.
10. Koriander waschen und vorsichtig abtrocknen.
11. Minze ebenfallls waschen und vorsichtig abtrocknen.
12. Minzblättchen auf Gemüsestreifen verteilen.
13. Joghurt-Dip auf die Gemüsestreifen geben, alles in das Manggoldblatt einrollen und, bei Bedarf, mit Zahnstochern zusammenstecken.

Tipp:
Es können auch andere Gemüsesorten verarbeitet werden.

Die bunte Salat-Mischung

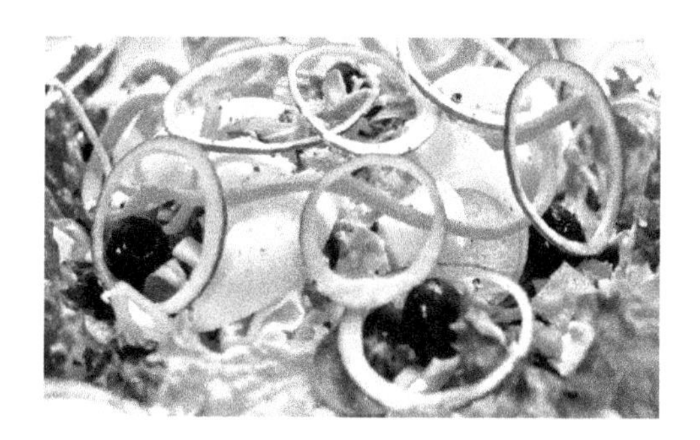

Auch ein Salat kann ruhig aus einigen Resten bestehen, die sich noch im Kühlschrank befinden. Oft genug werden für die Gerichte Zutaten verwendet, bei denen dann ein paar Reste übrig bleiben. Diese landen im Kühlschrank und werden meist nicht mehr verarbeitet, da es zu wenig für eine ganze Mahlzeit und zu viel zum Wegwerfen ist.

Die bunte Salat-Mischung kann an dieser Stelle eine sehr gute Lösung darstellen.

Gerade im Sommer ist sie eine perfekte Wahl für die Low Carb-Ernährung. Die Zutaten, die dafür benötigt werden, sind:

- 50 g grüne Gurke
- 15 g Apfel
- 50 g Honigmelone

- 30 g Himbeeren oder Brombeeren
- 30 g Karotte
- 20 g fettarmer Käse
- 2 TL Essig
- Salz und Pfeffer

Erst einmal wird der Käse in den Mixtopf gegeben und wird für fünf Sekunden auf Stufe 7 durch das Messer zerkleinert. Nun kommen die restlichen Zutaten, bis auf die Beeren, ebenfalls in den Topf. Der Thermomix wird auf Stufe drei gestellt und für zehn Sekunden betrieben. So sollen alle Zutaten miteinander vermengt werden. Der Salat kommt nun in eine Schüssel, die Beeren werden dazugegeben und alles mit einem Löffel vermischt. Jetzt noch mit Salz und Pfeffer abschmecken und schon kann er genossen werden.

Tipp: Durch den Einsatz von Käse und Karotten sowie Gurke wird die Süße der Früchte ein wenig abgefangen. Wer den Salat gerne süßer hätte, der kann auch weitere Zutaten, wie eine Birne, mit verarbeiten. Allerdings ist beim Einsatz von Banane Vorsicht geboten, da diese viele Kohlenhydrate enthält.

!

Eine Portion enthält: 115 Kcal, 5 g Eiweiß, 5 g Fett, 12 g Kohlenhydrate

Ananaspudding

Kcal.: 276 Zubereitungszeit: 10 min.

ZUTATEN:

- ☐ 50 ml Ananassaft
- ☐ 200 ml Kokosmilch
- ☐ 1 kleine BabyAnanas
- ☐ ½ TL frisch geriebener Ingwer
- ☐ ½ TL Agar-Agar
- ☐ 1 EL Xylit
- ☐ etwas Pflanzenöl

ZUBEREITUNG:

- Zuerst den Ananassaft in einen Topf gießen und mit dem Agar-Agar verrühren.
- Die Babyananas schälen und das Fruchtfleisch in mundgerechte Stücke schneiden
- Das Saftgemisch wird nun mit der Kokosmilch aufgefüllt und danach mit Xylit gesüßt.
- Den Ingwer reiben und ebenfalls in die Flüssigkeit einrühren. Diese soll jetzt einmal kurz aufkochen und danach für zwei weitere Min. köcheln.
- Im Anschluss werden kleine Kompottschälchen (Inhalt ca. 150-200 ml.) mit wenig Speiseöl ausgepinselt, dann darin die vorbereiteten

Ananasstückchen verteilt und alle Schüsseln mit dem noch flüssigen Pudding aufgegossen.
- Bitte im Kühlschrank für etwa vier Stunden fest werden lassen.

TIPP: Tauschen Sie den Ananassaft/Früchte gegen Erdbeer-, Himbeer- oder andere Säfte aus.

Gegrillte Hähnchenflügel

Zutaten für 4 Portionen

Zutaten:

- 16 Hähnchenflügel (ca. 460 g)
- 1 EL frischer Rosmarin, fein gehackt
- 4 EL Olivenöl
- 1 EL Low Carb Ahornsirup
- 1 EL Zitronensaft
- 1 TL Paprikapulver
- Cayennepfeffer
- Salz

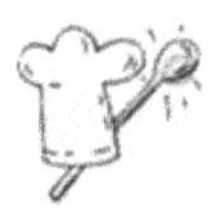

Arbeitsaufwand: leicht

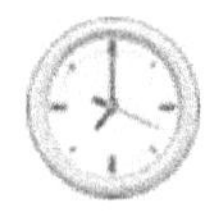

Zubereitungszeit: ca. 2,5 Stunden

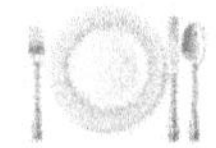

Portionsgröße: 4 Portionen

So wird´s gemacht:

1. Die Hähnchenflügel säubern, kalt abspülen und trockentupfen.

2. Die restlichen Zutaten zu einer Marinade vermengen und die Hähnchenflügel gründlich damit einreiben. Zugedeckt für min. 2 Stunden im Kühlschrank marinieren.
3. Die marinierten Hähnchenflügel auf dem heißen Grill für etwa 10-15 Minuten unter mehrmaligem wenden goldbraun grillen.

Hühnersuppe

Sie ist seit vielen Jahren ein Klassiker und schmeckt Jung und Alt nicht nur, wenn eine Erkältung im Anmarsch ist.

Zubereitung ca. 3,5 Stunden

Zutaten für etwa 6 Portionen:

1 Suppenhuhn

2 L Wasser

5 Nelken

3 Lorbeerblätter

½ Sellerie

1 Stange Lauch

1 Zwiebel

3 Möhren 1 Bund Petersilie

Salz & Pfeffer

Zubereitung:

Als erstes füllst Du das Wasser in einen großen Topf. Dann gibst Du die Nelken und die Lorbeerblätter dazu und legst das Suppenhuhn hinein. Alles zusammen wird nun für etwa 2 Stunden gekocht.

Währenddessen schälst Du die Zwiebel und den Sellerie und putzt die Möhren und den Lauch. Danach schneidest Du alles in feine Scheiben.

Anschließend nimmst Du das Huhn aus der Suppe und entfernst mit einer Schaumkelle auch die Nelken und die Lorbeerblätter. Dann gibst Du das geschnittene Gemüse hinein und würzt die Suppe nach Belieben mit Salz und Pfeffer nach. Alles muss nun bei mittlerer Hitze für etwa 20 Minuten köcheln.

Währenddessen nimmst Du das Huhn und löst das Fleisch von den Knochen. Du kannst es dann ebenfalls mit in die Suppe geben.

Für den Geschmack gibst Du noch gehackte Petersilie dazu und fertig ist die Hühnersuppe.

Die Hühnersuppe eignet sich auch ausgezeichnet zum Wiederaufwärmen.

Himbeer - Smoothie

Zutaten für ca. 2 Gläser:
2 EL Zitronensaft
100 g tiefgekühlte Himbeere100 ml Wasser
3 ml Süßstoff
100 ml fettarmer Kefir

Zubereitung:
Lassen Sie die Himbeeren auftauen. Waschen Sie diese anschließend kurz unter kaltem Wasser. Geben Sie alle Zutaten in einen Mixer und pürieren Sie diese bis die gewünschte Konsistenz erreicht ist. Schmecken Sie den fertigen Smoothie nochmals ab und süßen Sie diesen gegebenenfalls mit mehr Süßstoff nach.

Bananen-Kirsch Duo

183,5 kcal | 2,5 Gramm Eiweiß | 0,4 Gramm Fett | 40 Gramm Kohlenhydrate

Zutaten:

- 1 Banane
- 150 Gramm Kirschen
- Wasser und Süßstoff nach Belieben

Zubereitung:

Die Kirschen und die Bananen sollten am besten gefroren sein. Dann jeweils 100 ml Wasser zu den Früchten geben und in den Mixer geben. Alles gut mischen und schön servieren.

Hackbällchen

Zubereitungszeit: 10 Minuten
Schwierigkeitsgrad: Leicht
Zutatenliste für 1 Portion:
250g Hackfleisch, 1 Dose Pizza Tomaten, 100g Käse gerieben, 1 Dose weisse Bohnen, Salz/Pfeffer

Zubereitung:

1. Die Bohnen abgiessen und gut abtropfen lassen.

2. Das Hackfleisch würzen und zu Hackbällchen formen. In eine Pfanne geben und gut anbraten. Die Dose Pizza Tomaten darüber geben und die Dose mit dem weissen Bohnen ebenfalls dazu geben.

3. Den Käse kurz vor Ende der Garzeit darüber geben und schmelzen lassen.

Nährwertangaben:
951.6 kcal, Kohlenhydrate 34.8g, Eiweiß 73.3g, Fett 54.6g

Zitronenschnitten

(pro Portion 158 kcal, 3,7 Gramm Kohlenhydrate)

Diese Schnitten sind perfekt für einen heißen Sommertag, sie schmecken lecker und ähnlich wie die Muffins sind sie lange haltbar.

Das Rezept ergibt etwa 20 Schnitten.

Du brauchst:

225 Gramm Butter

1 TL Stevia

8 Eier

75 Gramm Kokosmehl

125 Gramm gemahlene Mandeln

150 Gramm Naturjoghurt

eine Prise Salz

2 EL Zitronensaft

1 EL Zitronenschale

eine Prise Vanille oder ein paar Tropfen Vanillearoma

Heize den Ofen auf 180°C vor und fette eine rechteckige Backform ein. Schlage die Butter mit der Stevia schaumig. Füge die Eier einzeln hinzu, dazwischen immer kurz rühren. Füge nun das Kokosmehl und die gemahlenen Mandeln, den Naturjoghurt, das Salz, den Zitronensaft und die Zitronenschale hinzu und rühre alles so lange, bis es einen geschmeidigen Teig ergibt. Gib alles in die Backform und backe es für etwa 15 bis 20 Minuten. Nach dem Abkühlen in 20 Schnitten schneiden.

Eiersalat

Zutaten für zwei Portionen: 2 Eier, 2 Tomaten, ¼ Gurke, 2 EL Kresse, 1 EL Mayonnaise, 1 EL Griechischer Joghurt, eine Prise Salz und eine Prise Pfeffer

Und so geht es: Die Eier 10 Minuten lang hartkochen. In der Zwischenzeit die Tomaten und die Gurke in kleine Würfel schneiden und anschließend mit der Mayonnaise, dem Griechischen Joghurt, dem Salz, dem Pfeffer und der Kresse vermengen. Die Eier abkühlen lassen und anschließend in Würfel schneiden. Auch diese Würfel unter den Salat mengen. Den Salat gut gekühlt servieren!

Ungefähre Nährwertangaben pro Portion: 270kcal, 4g Kohlenhydrate, 15g Eiweiß, 21g Fett

Rührei mit Bacon und Rucola

Zutaten für 2 Portionen:
6 Eier
150 g Bacon
3 EL Sahne
20 g Rucola
2 Kirschtomaten
2 EL Olivenöl

Zubereitung:
Den Rucola gut waschen, in mundgerechte Stücke zupfen und trockenschleudern. Die Kirschtomaten waschen und vierteln und erstmal zur Seite stellen. Eier und Sahne mit etwas Salz und Pfeffer verquirlen. Öl in einer Pfanne erhitzen und die Baconstreifen darin schön knusprig braten, herausnehmen. Die Eier in die Pfanne, kurz anbraten und mit einem Pfannenwender zu einem festen Rührei braten. Alle Zutaten auf einem Teller anrichten. Ready!

Hühnchen- Mozzarella- Fächer

Nährwerte:

- 505,5 kcal
- 66 Gramm Eiweiß
- 23,9 Gramm Fett
- 3 Gramm Kohlenhydrate

Für eine Portion benötigst du:

- 150 Gramm Hühnerbrust
- 1/2 Kugel Mozzarella
- 1/2 Bund Basilikum
- 1/2 TL Paprikapulver edelsüß
- 1 Tomate
- 1 EL Olivenöl, Salz, Pfeffer

So bereitest du dieses Gericht zu:
Das Hühnchen mit Paprika, Salz und Pfeffer marinieren und im Öl auf beiden Seiten scharf anbraten. Aus der Pfanne nehmen und alle 0,5 Zentimeter einen Schnitt in das Fleisch machen, nicht durchschneiden. Die Schnitte nun abwechselnd mit Tomate und Mozzarella füllen. Im Ofen bei 160° Celsius für 15 Minuten fertig garen. Vor dem Servieren mit Basilikum großzügig bestreuen.

Bruscetta mit Tomaten und Auberginen

Es muss nicht immer Brot sein. Das fruchtig-frische Bruscetta aus Italien ist eine hervorragende Vorspeise oder Beilage.

Zubereitungszeit: ungefähr 20 Minuten

Portionen: für 2 Portionen

Nährwerte: Kalorien (371 kcal); Kohlenhdrate (7,5 g); Eiweiß (2,9 g); Fett (36,8 g)

Zutaten:

- 8 Tomaten
- 1 Aubergine
- 1 Knoblauchzehe
- 1/2 Zwiebel
- 10 EL Olivenöl
- 1 EL Weißweinessig
- 2 EL Basilikum
- 1 Prise Salz
- 1 Prise Pfeffer

Zubereitung:

1. Aubergine waschen und in Scheiben schneiden.

2. Auberginenscheiben mit Olivenöl bepinseln.
3. Backpapier auf ein Backblech legen.
4. Auberginenscheiben für ungefähr 10 Minuten in den Backofen geben.
5. Umdehen und erneut für 10 Minuten in den Backofen geben.
6. Tomaten waschen und klein schneiden.
7. Zwiebel schälen und würfeln.
8. Knoblauch schälen und auspressen.
9. Basilikum waschen und zerkleinern.
10. *Tomaten, Zwiebeln, Basilikum, Knoblauch, Olivenöl Salz, Pfeffer und Weißweinessig in eine Schüssel geben und gut vermengen.*
11. *Ergebnis auf die Auberginenscheiben geben und genießen.*

Tipp:

Bruscetta lassen viel Spielraum für Belag.

Omelett mit Gemüse

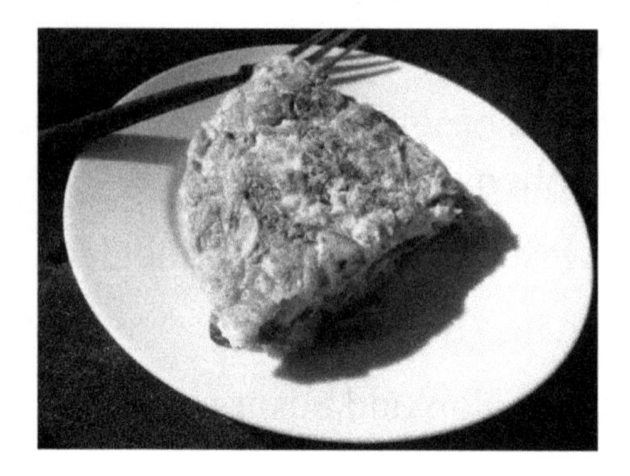

Kaum etwas liefert so viel Energie, wie ein gutes Omelett. Wenn es noch mit Gemüse angereichert wird, dann macht es nicht nur satt, sondern versorgt den Körper auch noch mit Vitaminen. Eine optimale Kombination stellt ein Gemüse-Omelett auch für die Ernährung nach Low Carb dar. Für eine Portion braucht es nicht viele Zutaten.

Hier reichen:

- 2 TL Rapsöl
- 1 Ei
- Salz und Pfeffer, Muskat
- 75 g Karotten
- 75 g Zuckerschoten

- 1 TL Currypulver
- 2 EL süße Chili-Sauce
- Zucker

Das Gemüse wird gesäubert und in kleine Stücke geschnitten. Auf den Einlageboden des Thermomix kommt nun Backpapier. Die Spalten an der Seite müssen frei bleiben.

Das Gemüse wird auf den Boden des Thermomix gelegt und verteilt. Nun kommt Würze und 1 TL Öl dazu. Im nächsten Schritt wird das Ei mit Pfeffer, Salz und etwas Muskat sowie dem 1 TL Öl vermischt und kommt über das Gemüse. In den Mixtopf werden nun 500 ml Wasser eingefüllt und alles auf Stufe 1 für 15 Minuten gedünstet.

Anschließend kann das Omelett serviert werden.

Eine Portion enthält: 225 Kcal, 1 g Eiweiß, 23 g Fett, 4 g Kohlenhydrate

Beerenfruchtmilch

Kcal.: 544   Zubereitungszeit: 15 min.

ZUTATEN:

- ☐ 150 g Beerenfrüchte
- ☐ 1 Avocado
- ☐ 100 ml Kokosmilch
- ☐ 1 EL Zitronensaft
- ☐ 1 TL Zimt
- ☐ 30 g Mandelsplitter
- ☐ 30 g gehackte Walnüsse
- ☐ ***Salz***

ZUBEREITUNG:

- Die Avocado zunächst halbieren, dann entkernen und mit Hilfe eines Löffels das Fruchtfleisch restlos auslösen.
- Die Beerenfrüchte Ihrer Wahl ggf. putzen und sehr gut waschen.
- Die Avocado wird nun zusammen mit den frischen Beeren, dem Zitronensaft, dem Zimt sowie einer Prise Salz in einem Mixer (auch Stabmixer) cremig püriert.
- Die Kokosmilch in den Mixbecher einfüllen und noch einmal gründlich pürieren.
- Die gehaltvolle Beerenfruchtmilch dann in hohe Gläser füllen und für mindestens 30 Minuten kaltstellen.

- Vor dem servieren mit den Mandeln, Walnüssen und /oder einigen restlichen Beeren garnieren.

Gegrillte Hähnchenspieße mit Salsa Verde

Zutaten für 4 Portionen (4 große Spieße)

Zutaten für die Spieße:

- 600 g Hähnchenbrustfilet
- 20 kleine Cherrytomaten
- 2 kleine Zucchini (á 200 g)
- Paprika, rosenscharf
- Salz, Pfeffer

Zutaten für die Salsa Verde:

- 2 Sardellenfilets
- 2 Knoblauchzehen
- 1 grüne Chilischote
- 3 EL Kapern
- ½ Bund Petersilie
- ½ Bund Basilikum
- ½ Bund Koriander
- 80 ml Olivenöl
- 3 EL frischen Zitronensaft
- Salz, Pfeffer

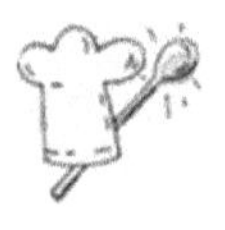

Arbeitsaufwand: leicht

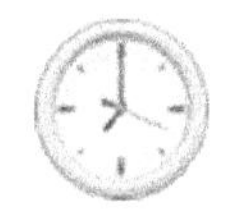 **Zubereitungszeit:** ca. 45 Minuten

Portionsgröße: 4 Portionen

So wird´s gemacht:

1. Die Chili entkernen und in Stücke schneiden. Knoblauch schälen, Petersilie, Koriander und Basilikum waschen, trocken schütteln und grob hacken. Zusammen mit den Sardellen, Kapern, Zitronensaft, etwas Salz und Pfeffer, sowie dem Oliven Öl in einen Mixer geben und fein pürieren. Nach Belieben noch einmal abschmecken und ggf. nachwürzen.
2. Das Hähnchenbrustfilet abspülen, trocken tupfen und in 2 cm große Würfel schneiden.
3. Die Tomaten waschen und vom Strunk befreien. Die Zucchini waschen und in Scheiben schneiden.
4. Hähnchenwürfel, Tomaten und Zucchini abwechselnd auf 4 große Grillspieße ziehen. Anschließend mit Salz, Pfeffer und Paprika würzen.
5. Die Hähnchenspieße auf dem heißen grill von allen Seiten goldbraun grillen.
6. Die fertigen Spieße zusammen mit der Salsa Verde genießen.

Low Carb Kürbis - Pommes

Zutaten für 2 Portionen:
Meersalz und Pfeffer
1 Hokkaido – Kürbis
2 TL Kurkuma
4 EL Olivenöl

Zubereitung:
Waschen Sie zuerst den Kürbis. Schneiden Sie diesen in Viertel und entfernen Sie die Fasern sowie die Kerne. Heizen Sie Ihren Backofen auf 200 °C Umluft vor. Schneiden Sie das Fruchtfleisch des Kürbis in pommesdicke Stücke und mischen Sie dies mit Öl, Kurkuma, Pfeffer und Meersalz in einer Schüssel. Geben Sie die Kürbis - Pommes auf ein mit Backpapier ausgelegtes Backblech und lassen Sie diese für ca. 20 Minuten im vorgeheizten Backofen backen.

Pilz Omelette

196,4 kcal | 13,9 Gramm Eiweiß | 14,5 Gramm Fett | 2,8 Gramm Kohlenhydrate

Zutaten:

- 80 Gramm Pfifferlinge
- 1 Schalotte
- 1 Zweig Thymian
- 1 EL Joghurt
- 2 Eier
- 1 EL Butter

Zubereitung:
Die gewürfelten Schalotten mit Butter in einer Pfanne zusammen mit den Pfifferlingen anbraten.

Den Joghurt und die Thymianblätter zusammen mit den Eiern verrühren und über die Pfifferlinge geben. Bei niedriger Hitze alles stocken lassen und goldgelb braten.

Servieren und warm genießen.

Gefüllte Zwiebel

Zubereitungszeit: 10 Minuten
Schwierigkeitsgrad: Leicht
Zutatenliste für 1 Portion:
1 Zwiebel, 50g Met gewürzt, 50g Baconwürfel, 50g Spinat Frisch, 50g Käse gerieben.

Zubereitung:

1. Die Zwiebel schälen und den Deckel abschneiden, mit einem Löffel vorsichtig aushöhlen. Den Backofen auf 200°C Umluft vorheizen und die Zwiebel auf ein Blech gebe.

2. Die Bacon Würfel mit dem Met verkneten. Den Spinat waschen und abtropfen lassen, danach den Spinat klein hacken und mit dem Met vermischen. Alles zusammen in die Zwiebel füllen und mit dem Käse bestreuen. Für 15 Minuten im Ofen garen.

Nährwertangaben:
598.4 kcal, Kohlenhydrate 16.4g, Eiweiß 33.5g, Fett 42.3g

Tassenkuchen mit Goji-Beeren

Zutaten für zwei Portionen: 2 Eier, 2 EL Kokosmehl, 2 EL Leinsamen, 2 EL Kokosöl, 1 EL Gojibeeren, 10 EL Wasser, 2 Prisen Muskatnuss, 1 TL Zimt, ½ TL Backpulver und Stevia nach Belieben

Und so geht es: Tassenkuchen zu zaubern, ist gar nicht schwer. Du mischst einfach alle Zutaten in einer großen Schüssel zu einem sämigen Teig und verteilst diesen auf zwei Tassen. Den gibst du für 1-2 Minuten bei der höchsten Leistung in deine Mikrowelle und genießt anschließend das köstliche Ergebnis! Damit die Tassenkuchen schön saftig werden, kannst du eine Tasse mit Wasser mit in die Mikrowelle geben.

Ungefähre Nährwertangaben pro Portion: Brennwert 380kcal, 25g Fett, 15g Protein, 3g Kohlenhydrate

Super Detox Smoothie

Zutaten für 4 Portionen:
100 g Spinat
40 g Sellerie
40 g Gurke
100 g Birne
200 g Ananas
1 kleines Stück Ingwer
6 Blätter Minze
250ml Wasser

Zutaten:
Alle Zutaten zusammen mit dem Wasser in einen Mixer, bis eine gleichmäßige Masse entsteht, teilen Sie den leckeren Smoothie auf vier Gläser auf.

Asiatische Suppe mit Konjaknudeln

Nährwerte:

- 31,8 kcal
- 2,7 Gramm Eiweiß
- 0,6 Gramm Fett
- 3,5 Gramm Kohlenhydrate

Für eine Portion benötigst du:

- 50 Gramm Konjaknudeln
- 250 ml Brühe
- 30 Gramm Seidentofu
- 2 Champignons
- 1 Schalotte
- 3 Cherrytomaten
- 5 Gramm Ingwer gehackt
- 1 Stange Zitronengras
- 1/2 Stange Staudensellerie
- 1 Chilischote
- 20 Gramm Bambussprossen
- Sojasauce

So bereitest du dieses Gericht zu:
Die Brühe mit dem Ingwer, der Chilischote und dem Zitronengras erhitzen und Tofu, Champignons, Tomaten und Staudensellerie in mundgerechte Stücke schneiden und in die Brühe geben. Zuletzt die

Bambussprossen und die Konjaknudeln hinzugeben.
Mit der Sojasauce abschmecken.

Chicken Wings

Chicken Wings sind eine Spezialität aus der amerikanischen Küche. Die Köstlichkeit gibt es jetzt auch in einer veganen Low-Carb-Variante.

Zubereitungszeit: ungefähr 20 Minuten
Portionen: für 2 Portionen
Nährwerte: Kalorien (250 kcal); Kohlenhydrate (8 g); Eiweiß (12 g); Fett (16 g)

Zutaten:

- 600 g Blumenkohl
- 20 g Mandelmehl
- 3 EL Öl
- 1 EL Xucker
- 2 TL Paprikapulver
- 1 TL Knoblauchpulver
- 1 TL Chili-Gewürz
- 1 Prise Salz
- 1 Prise Pfeffer

-
Zubereitung:

1. Blumenkohl gut abwaschen und in Röschen aufteilen.
2. Röschen in eine Schüssel geben und mit Paprikapulver und Chili-Gewürz verfeinern.
3. Mit Knoblauchpulver, Xucker, Salz und Pfeffer würzen.

4. Öl und Mandelmehl über die Röschen geben.
5. Alles gut vermengen.
6. Backpapier auf ein Backblech legen.
7. Röschen auf dem Backblech verteilen.
8. Alles für 20 Minuten bei 180° Celsius in den Backofen geben.

Tipp:

Die Chicken Wings schmecken hervorragend mit BBQ-Sauce.

Süßkartoffelauflauf mit Gemüse und Mozzarella

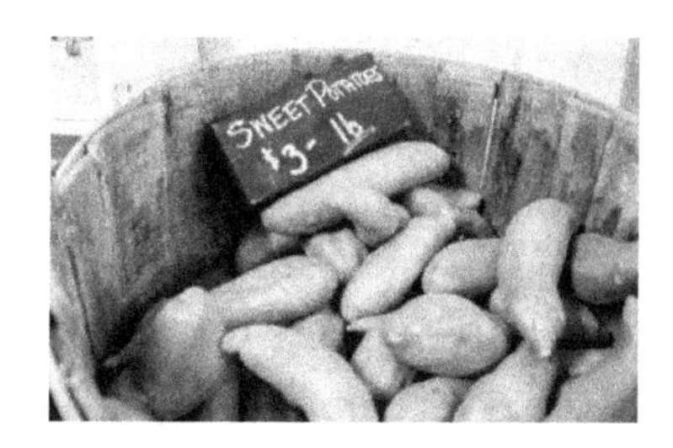

Frische Süßkartoffeln sind eine wahre Wohltat für den Magen und bringen einen besonderen Geschmack in das Essen. Mit einem Auflauf aus Süßkartoffeln, der durch Gemüse angereichert wird, erhält der Körper wenige Kohlenhydrate, dafür aber durchaus viele gesunde Vitamine. Der Auflauf kann einfach und schnell im Thermomix vorbereitet werden. Bei einer Portion reichen die Zutaten in folgender Menge aus:

➢65 g Süßkartoffeln

➢25 g Kohlrabi

➢½ Knoblauchzehe

➢25 g Champignons

➢1 Schalotte

➢1 TL Tomatenketchup

➢1 EL scharfen Ajvar

➢35 ml Wasser

➢20 g geriebener Mozzarella

➢1 Ei

Direkt zu Beginn wird der Backofen schon auf 200°C vorgeheizt. Dann wird damit begonnen, die Schalotten erst einmal zu schälen und in Viertel zu schneiden. Sie kommen anschließend in den Mixtopf. Nun wird noch der Knoblauch vorbereitet und ebenfalls in den Mixtopf gegeben. Anschließend wird der Thermomix auf Stufe 5

gestellt und alles für 5 Sekunden zerkleinert. Jetzt werden die Kartoffeln und der Kohlrabi geschält. Es reicht, wenn diese in große Stücke geschnitten werden. Die Champignons werden gewaschen und in Viertel geschnitten. Auch dies alles kommt jetzt in den Mixtopf und werden für 4 Sekunden auf Stufe 5 klein gemacht. Im nächsten Schritt werden der Ketchup und das Wasser sowie der Ajvar in den Topf gegeben. Der Thermomix wird nun auf Linkslauf in Stufe 2 gestellt und für 3

Sekunden wird alles miteinander verrührt. Die gesamte Masse kommt jetzt in eine

Auflaufform. Das Ei wird mit dem Käse vermischt und über den Auflauf gegeben. Die Form kommt jetzt für 50

Minuten in den Backofen. Der Auflauf sollte am Ende eine leicht dunkle Farbe haben. Bei Bedarf kann auch noch nachgewürzt werden. Mit Kräutern, Salz und Pfeffer auf dem Auflauft liegt man nicht verkehrt. Knoblauch und Ajvar sorgen aber ebenfalls für eine scharfe Note.

Eine Portion enthält: 70 Kcal, 4 g Eiweiß, 3 g Fett, 15 g Kohlenhydrate

Roter Smoothie

Kcal.: 227 Zubereitungszeit: 5 min.

ZUTATEN:

- ☐ **200 ml Cranberry Saft**
- ☐ **60 g Erdbeeren (frisch/tk)**
- ☐ **40 g Himbeeren (frisch/tk)**
- ☐ 400 ml Naturjoghurt
- ☐ 1-2 EL Xylit

ZUBEREITUNG:

- Die Beerenfrüchte ggf. putzen, sehr gut waschen und in einen Mixbecher füllen. Tk Ware vorher vollständig auftauen und abtropfen lassen.
- Die ungezuckerten Früchte jetzt mit dem Cranberry Saft aufgießen und diese nun für etwa ½ Minute gründlich pürieren.
- Danach die Masse mit dem Naturjoghurt auffüllen und anschließend mit Xylit süßen. Alle Zutaten werden dann kurz weiter püriert, bis eine glatte, leicht cremige Konsistenz entstanden ist.
- Bitte gut gekühlt servieren.

Low Carb Fisch-Burger

Zutaten für 4 Burger

<u>Zutaten:</u>

- 640 g Seelachsfilet
- 4 Ei (M)
- 140 g Frischkäse (Doppelrahm)
- 8 Tomatenscheiben
- 4 Blatt Kopfsalat
- 4 EL süße Chilisoße
- Salz, Pfeffer

Arbeitsaufwand: gering

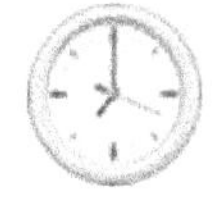

Zubereitungszeit: ca. 45 Minuten

Portionsgröße: 4 Burger

So wird´s gemacht:

1. Die Eier trennen. Den Frischkäse in eine Schüssel geben und mit den Eigelben verrühren. Das Eiweiß mit einer Prise Salz steif schlagen. Den Eischnee vorsichtig unter den Frischkäse heben.

2. Den Teig in 4 „Häufchen“ auf ein mit Backpapier ausgelegtes Backblech geben und im vorgeheizten Backofen für etwa 25 Minuten backen.
3. In der Zwischenzeit das Fischfilet säubern und mit Salz und Pfeffer würzen. Anschließend auf dem heißen Grill von jeder Seite etwa 4-5 Minuten grillen.
4. Das leicht abgekühlte Burger-Brötchen aufschneiden, mit dem Salatblatt und den Tomatenscheiben belegen, das Fischfilet darauf geben, mit der süßen Chilisoße würzen und den Brötchen-Deckel auflegen. Noch warm genießen.

Tomaten - Omelette

Zutaten für 4 Portionen:
2 EL Sonnenblumenöl, 150 g Kirschtomaten
8 Bio – Eier, 4 Frühlingszwiebeln
1 EL Butter, 4 EL Schlagsahne
4 Stiele glatte Petersilie, Salz und Pfeffer
30 g feine Rauke
60 g italienischer geriebener Hartkäse (z.B Grana Padano)

Zubereitung:
Waschen Sie die Tomaten und würfeln Sie diese fein. Putzen und waschen Sie die Rauke, schleudern Sie diese trocken und hacken Sie die Rauke fein. Putzen und waschen Sie die Frühlingszwiebeln und schneiden Sie diese in dünne Scheiben. Zupfen Sie die Petersilienblätter von den Stielen und hacken Sie diese grob. Verquirlen Sie die Eier mit der Sahne in einer Schüssel und würzen Sie diese mit Salz und Pfeffer. Rühren Sie anschließend den Käse unter. Erhitzen Sie die Butter und das Öl in einer beschichteten Pfanne und dünsten Sie die Hälfte der geschnittenen Frühlingszwiebelscheiben darin für 1 - 2 Minuten. Geben Sie dann die Tomaten dazu und dünsten Sie diese kurz mit an. Geben Sie nun die restlichen Frühlingszwiebelscheiben und die Eimasse hinzu und bestreuen Sie alles mit Rauke und Petersilie. Lassen Sie alles bei mittlerer Hitze für 10 - 12 Minuten bei

geschlossenem Deckel stocken. Omelette auf einer Platte servieren.

Blumenkohl-Muffins

1 Makrone hat circa: 24,8 kcal | 2 Gramm Eiweiß | 1,7 Gramm Fett | 0,5 Gramm Kohlenhydrate

Zutaten:

- ½ Blumenkohl
- 100 Gramm Käse
- 30 Gramm Mandelmehl
- 1 Chilischote
- 5 Gramm Ingwer gerieben
- 2 Eier
- Himalaya Salz,

Zubereitung:

Den halben Blumenkohl zusammen mit den anderen Zutaten in den Mixer geben und gut vermischen.

Bei der anderen Hälfte des Blumenkohls die Röschen entfernen und diese zu den gemixten Zutaten geben.

Dann alles in Muffin Förmchen geben und bei 200° für 15 Minuten im Ofen backen. Dann mit einem Holzstäbchen in die Muffins stechen und ggf. für weitere 15 Minuten im Ofen lassen.

TIPP: Man kann diese Muffins gut bei einer Party einsetzen. Es geht schnell und das Beste ist: Diese

Muffins sind nicht nur lecker sondern auch gesund. Einfach mal etwas gesundes auf einer Feier!

Gemüseauflauf

Zubereitungszeit: 10 Minuten
Schwierigkeitsgrad: Leicht
Zutatenliste für 1 Portion:
300g Kaisergemüse TK, 1 Becher Schmand,
Pfeffer/Salz,2 TL Gemüsebrühe, 50ml Wasser

Zubereitung:

1. Die Gemüsebrühe und das Wasser mit dem Schmand und Salz sowie Pfeffer vermischen.

2. Das Gemüse in eine Auflaufform geben und mit der Soße bedecken. Für 20-25 Minuten bei 180° Umluft im Backofen garen.

Nährwertangaben:
408.1 kcal, Kohlenhydrate 21.0g, Eiweiß 8.9g, Fett 30.7g

Grüner Smoothie

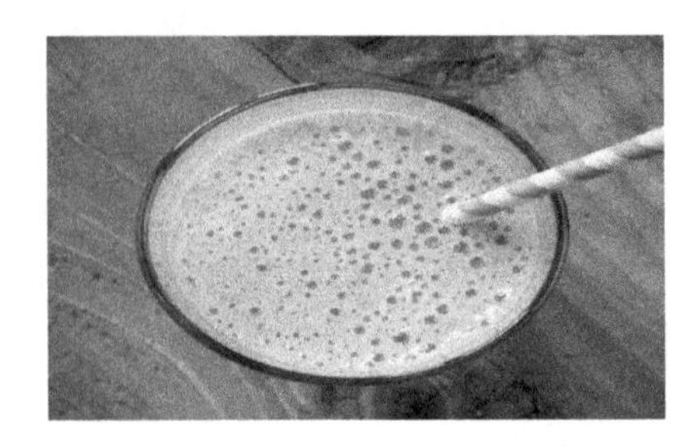

Zutaten für zwei Portionen: ½ Avocado, ¼ Gurke 100g Babyspinat, ¼ Limette und 100ml Wasser

Und so geht es: Einfach alle Zutaten für 2-3 Minuten in einen Hochleistungsmixer geben und anschließend einen leckeren Smoothie genießen!

Dieser Smoothie lässt sich natürlich perfekt mit Grünkohl, Koriander und ähnlichen Leckereien variieren.

Ungefähre Nähwertangaben: Brennwert 200kcal, 20g Fett, 10g Protein, 15g Kohlenhydrate

Porridge aus Buchweizen

Zutaten für 2 Portionen:
150 g Buchweizen
150 g frische Beeren oder Tiefkühlbeeren
300 ml Mandelmilch
1 TL Kokosöl
1 Prise Vanille
1 Prise Zimt
1 EL Stevia oder ein anderes Süßungsmittel
Nach Belieben: gehackte Haselnüsse

Zubereitung:
Über Nacht den Buchweizen in kaltem Wasser einweichen. Am nächsten Tag das Wasser abgießen und den Buchweizen mit frischem Wasser gut abspülen. Dann die Mandelmilch mit einer Prise Zimt im Topf erwärmen und das Kokosöl unterrühren. Die Beeren zum Buchweizen Porridge dazugeben und kurz erwärmen. Abschließend mit Stevia und Vanille abschmecken und mit einigen Beeren und gegebenenfalls gehackten Haselnüssen anrichten.
Das Porridge aus Buchweizen eignet sich als Snack, für unterwegs oder auch als Mittagessen.

Rehfilet mit Rosenkohl

Nährwerte:

- 442 kcal
- 30,1 Gramm Eiweiß
- 28,6 Gramm Fett
- 13,9 Gramm Kohlenhydrate

Für eine Portion benötigst du:

- 130 Gramm Rehfilet
- 200 Gramm Rosenkohl
- 1 Schalotte
- 1 Knoblauchzehe
- 1 Scheibe Schwarzwälder Schinken
- Thymian, Rosmarin, Salz, Pfeffer
- 50 ml Brühe
- 30 ml Sahne
- 1 EL Olivenöl
- 1 EL Butter

So bereitest du dieses Gericht zu:
Das Filet in Medaillons schneiden und mit dem Rosmarin und dem Thymian im Olivenöl anbraten. Mit der Brühe aufgießen, mit Sahne verfeinern und mit Salz und Pfeffer abschmecken. Den Rosenkohl für etwa 3 Minuten blanchieren. In einer Pfanne den gehackten Schinken mit Knoblauch und Schalotte in der Butter anbraten. Den Rosenkohl dazugeben und

durchschwenken, abschmecken und mit den Medaillons servieren.

Pudding mit Chia und Avocado

Avocado geht immer und überall. Das gesunde Obst macht auch am Frühstückstisch eine gute Figur.

Zubereitungszeit: ungefähr 12 Stunden und 15 Minuten
Portionen: für 2 Portionen
Nährwerte: Kalorien (341 kcal); Kohlenhydrate (0,4 g); Eiweiß (13,8 g); Fett (28,3 g)

Zutaten:

- 1 Avocado
- 50 Chia Samen
- 400 ml Soja-Joghurt
- 300 ml Mandelmilch
- etwas Xucker

Zubereitung:

1. Chia-Samen und eine Schüssel füllen und Mandelmilch darübergeben.
2. Ungefähr 12 Stunden kühl lagern.
3. Gelegentlich umrühren.
4. Avocado aufschneiden und vom Kern befreien.

5. Avocado und Joghurt in einen Mixer geben und zu einem Püree verarbeiten.
6. Mit Xucker verfeinern und erneut mixen.
7. Chia-Pudding auf Teller verteilen und mit Püree anrichten.

Tipp:

Der Pudding mit Chia-Samen schmeckt auch mit anderen Obstsorten.

Frisches Püree vom Blumenkohl

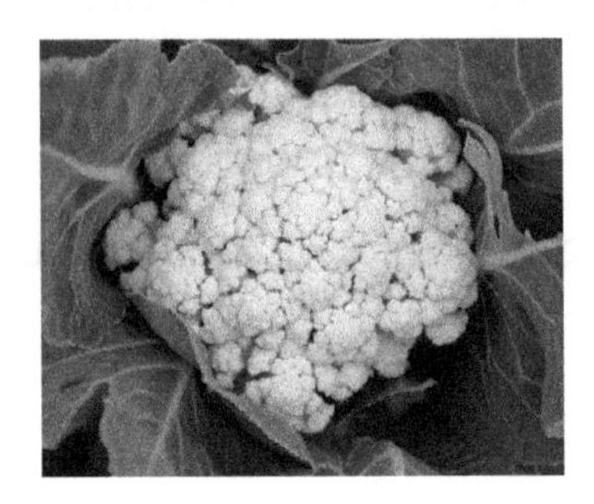

Blumenkohl ist einfach immer eine sehr gute Wahl wenn es darum geht, ein Rezept mit Low Carb zu machen und hier richtig genießen zu können. So kann das Blumenkohlpüree beispielsweise als Beilage genutzt oder auch einfach pur genossen werden. Es macht sich sehr gut mit weiterem frischen Gemüse oder mit Tofu. Die Zubereitung von zwei Portionen benötigt die folgenden Zutaten:

➢Einen Blumenkohl

➢Salz

➢Muskatnuss

➢80 g Frischkäse natur

➢0,5 Liter Wasser

Im ersten Schritt wird das Wasser in den Mixtopf gegeben. Nun kommt der Blumenkohl dazu. Er wird in kleine Röschen geschnitten und in den Varoma gelegt.

Hier sollte er auf Stufe 1 für rund 40 Minuten dünsten. So werden die Röschen schön weich und können anschließend gut püriert werden. Nach dem Dünsten kommen sie in den Mixtopf. Neben dem Frischkäse kommen nun noch eine Prise Salz und etwas Muskatnuss dazu. Nun wird alles auf Stufe 3 für 30 Sekunden vermischt. Das Ergebnis ist nun ein Püree, in dem noch einige Stücken vorhanden sind. Wer das nicht mag, der püriert auf Stufe 8 gleich noch einmal, bis sich ein richtiger Brei ergibt.

Eine Portion enthält: 59 Kcal, 4 g Eiweiß, 3 g Kohlenhydrate, 4 g Fett

Gefüllte Paprika auf Griechisch

Kcal.: 466 Zubereitungszeit: 30 min.

ZUTATEN:

- ☐ 100 g Kirschtomaten
- ☐ 1 große rote Paprika
- ☐ 1 große gelbe Paprika
- ☐ 2 Zwiebeln
- ☐ 1 Zehe Knoblauch
- ☐ 200 g gemischtes Hack
- ☐ 80 g Feta
- ☐ Olivenöl
- ☐ Salz, Pfeffer

ZUBEREITUNG:

- Die Zwiebel und den Knoblauch schälen, die Zwiebel in kleine Würfel schneiden, den Knoblauch fein hacken.
- Die Paprikaschoten sehr gut waschen, dann den oberen Teil (Deckel) einschließlich Stielansatz sauber abschneiden und die Frucht nun ggf. von Kernen und dem Kerngehäuse befreien.
- Den Backofen auf 180° C vorheizen und den Fetakäse gleichmäßig würfeln.
- Sofort im Anschluss werden die vorbereiteten Zwiebelwürfel und der Knoblauch in einer geeigneten Pfanne glasig angebraten und diese

dann mit dem Hackfleisch aufgefüllt. Das Fleisch bitte salzen und bei mittlerer Hitze appetitlich braun braten bis es vollständig gar ist.

- Heben Sie jetzt den Fetakäse unter das Hackfleisch und mischen Sie den Pfanneninhalt mehrmals. Behalten Sie etwa 10% der Fetawürfel für die spätere Garnitur zurück und befüllen Sie jetzt die Paprikaschoten großzügig mit dem Hackfleisch/Feta Gemisch.
- Das Volumen der Masse verringert sich während des Kochprozesses, weshalb Sie die Paprikaschoten ruhig „stopfen" dürfen.
- Das Gargut wird nun in einer mit Olivenöl ausgepinselten Auflaufform platziert mit den restlichen Fetawürfeln belegt sowie mit den vorher geviertelten Kirschtomaten umgeben. Diese bitte mit Olivenöl beträufeln sowie mit Pfeffer und Salz würzen.
- Für 15 min. im Ofen bei Umluft backen.

Surf & Turf Spieße

Zutaten für 6 Portionen (6 Spieße)

Zutaten:

- 3 Rindermedaillons (à 50 g; ca. 1,5 cm dick)
- 12 Jakobsmuscheln (à ca. 30 g, küchenfertig)
- 1 Knoblauchzehe
- ½ kleine rote Chili
- 5 EL Olivenöl
- 1 gestr. TL Paprika, edelsüßes & geräuchert
- Salz

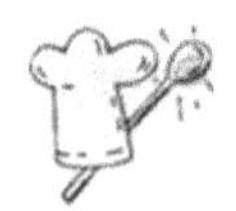

Arbeitsaufwand: gering

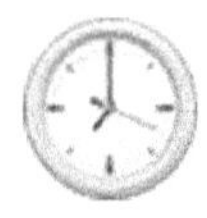

Zubereitungszeit: ca. 1,5 Stunden

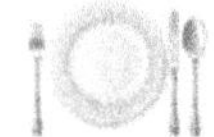

Portionsgröße: 6 Portionen

So wird´s gemacht:

1. Den Knoblauch schälen und zusammen mit der ½ Chili fein hacken.

2. Das Olivenöl in einen kleinen Topf geben, Chili und Knoblauch dazu tun und leicht erwärmen. Anschließend das Paprikapulver einrühren und beiseitestellen.
3. Die Rindermedaillons jeweils quer halbieren. Nun jeweils eine Rinderfilethälfte, zusammen mit 2 Jakobsmuscheln auf 2 Grillspieße ziehen.
4. Das abgekühlte Öl in eine flache Form geben und die Spieße darin wenden. Abgedeckt im Kühlschrank für mindestens 1 Stunde ziehen lassen.
5. Die Spieße ca. 30 Minuten vor dem Grillen aus dem Kühlschrank nehmen. Anschließend leicht salzen und auf dem heißen Grill von jeder Seite etwa 3 Minuten grillen.
6. Nach Belieben mit einem frischen Salat, einem Stück leckeren Low Carb Brot und Aioli genießen.

Pikanter Obstsalat

Zutaten für ca. 5 Portionen:
Für den Salat:
150 g Petersilie
250 g Weintrauben
3 Äpfel
5 Cocktailtomaten zum Garnieren
3 Birnen
1 rote Zwiebel
2 Orangen
4 Knoblauchzehen
Für das Dressing:
5 EL Pinienkerne
1 Prise Zucker
1 gestrichener TL Senf
2 EL Balsamico – Essig
Salz und Pfeffer
4 EL Olivenöl

Zubereitung:
Für den Salat:

Schälen Sie das Obst, außer die Weintrauben, und schneiden Sie alles in mundgerechte Stücke.

Feiner Avocado Dip

483 kcal | 5,2 Gramm Eiweiß | 41,8 Gramm Fett | 14 Gramm Kohlenhydrate

Zutaten:

- 4 reife entkernte und geschälte Avocados
- Himalaya Salz
- Cayenne Pfeffer
- 2 EL Crème fraîche
- Saft einer Bio Limette
- 1 Knoblauchzehe
- 1 EL Olivenöl

Zubereitung:

Alle Zutaten in den Mixer geben und zu einer glatten, cremigen Masse vermischen.

Dieser Dip passt zu Fisch und Meeresfrüchten, aber auch zu Fleisch und Gemüse.

Orange Smoothie

Zubereitungszeit: 5 Minuten
Schwierigkeitsgrad: Leicht
Zutatenliste für 1 Portion:
200ml Orangensaft, 3 Karotten, 1 Apfel, 5g Ingwer, 1TL Honig

Zubereitung:

1. Die Karotten waschen und die trockenen Enden entfernen. Den Apfel schälen, das Kerngehäuse und den Strunk entfernen und den Apfel vierteln. Den Ingwer schälen und über einer Reibe in einen Mixer reiben.

2. Die restlichen Zutaten zusammen in einen Mixer geben und gut pürieren.

Nährwertangaben:
238.3 kcal, Kohlenhydrate 50.3g, Eiweiß 5.1g, Fett 1.2g

Schoko – Sojaflocken

Zutaten für 1 Blech:
20 g Kakaopulver
50 g Soja – Kerne
1 TL flüssiger Süßstoff
150 g Soja – Flocken
4 EL Wasser

Zubereitung:
Der Kakao wird mit dem Süßstoff und dem Wasser verrührt, bis sich der Kakao vollständig aufgelöst hat und keine Klümpchen mehr zu sehen sind. Nun werden die Soja - Flocken und die Soja - Kerne hinzugegeben und alles gut miteinander verrührt. Die Masse wird jetzt auf ein mit Backpapier belegtes Backblech gleichmäßig verteilt und bei 200 °C Ober- Unterhitze für ca. 25 Minuten geröstet. Nach Ablauf der 25 Minuten können die Flocken aus dem Backofen zum Auskühlen genommen werden.

Kabeljau im Bananenblatt gegart

Nährwerte:

- 338,8 kcal
- 53,3 Gramm Eiweiß
- 11,6 Gramm Fett
- 3,6 Gramm Kohlenhydrate

Für eine Portion benötigst du:

- 200 Gramm Kabeljau
- 1/2 Stange Zitronengras
- 5 cm von der Ingwer-Wurzel
- 1/2 Chilischote
- 1 EL Koriander grob gehackt
- Saft einer Bio Limette
- Bananenblatt aus dem Asiashop
- 50 ml Kokosmilch
- Salz, Pfeffer

So bereitest du dieses Gericht zu:
Den Fisch aufs Bananenblatt legen, salzen, pfeffern und mit Zitronensaft bedecken. Ingwer und Chili fein hacken, das Zitronengras in Ringe schneiden und zusammen mit dem Koriander über den Fisch geben. Salzen und pfeffern, Kokosmilch darüber leeren. Nun das Bananenblatt zu einem Päckchen falten und mit Zahnstocher fixieren. Für 15 Minuten bei 200° Celsius

im Ofen garen. Der Fisch erhält durch diese Garweise an ganz besonderes Aroma.

Hähnchen mit Spargel

Hähnchen ist ein sehr mageres Fleisch. In Kombination mit Spargel lässt es sich in jede Low-Carb-Ernährung integrieren.

Zubereitungszeit: ungefähr 15 Minuten
Portionen: für 2 Portionen
Nährwerte: Kalorien (279 kcal); Kohlenhydrate (6 g); Eiweiß (46 g); Fett (7 g)

Zutaten:

- ½ Zitrone
- 400 g Hähnchenfilet
- 400 g Spargel
- 100 g Tomaten
- 100 ml Gemüsebrühe
- 1 EL Öl
- etwas Basilikum
- 1 Prise Salz
- 1 Prise Pfeffer

Zubereitung:

1. Fleisch abspülen, vorsichtig abtrocknen und mit Salz und Pfeffer würzen.
2. Öl in eine Pfanne geben und erhitzen.

3. Hähnchen in die Pfanne geben und kurz beidseitig anbraten.
4. Fleisch in eine Auflaufform geben.
5. Alles für ungefähr 10 Minuten bei 180° Celsius in den Ofen geben.
6. Spargel waschen, schälen und klein schneiden.
7. Öl in eine weitere Pfanne geben und ebenfalls erhitzen.
8. Spargel in die Panne geben und kurz anbraten.
9. Tomaten waschen und klein schneiden.
10. Tomaten und Gemüsebrühe in die Pfanne mit dem Spargel geben.
11. Salzen und pfeffern.
12. Zitrone auspressen.
13. Hähnchenfilet in hauchdünne Scheiben schneiden und mit Zitronensaft verfeinern.
14. Hähnchen und Gemüse auf Teller verteilen und mit Basilikum anrichten.

Tipp:

Als Beilage eignet sich ein Vollkorn-Baguette.

Frischer Salat mit Thunfisch

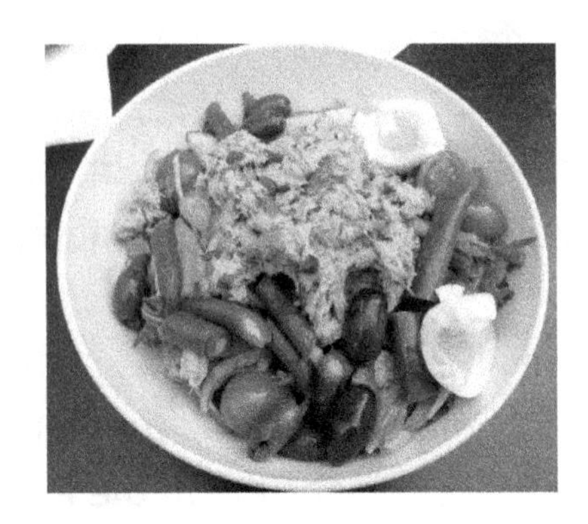

Schmackhafter Thunfisch in frischem Salat ist vor allem am Abend eine sehr gute Wahl. Er ist reich an Eiweiß und hat keine Kohlenhydrate. Im Zusammenspiel mit Gemüse sättigt er und schmeckt besonders gut. Um eine Portion im Thermomix zubereiten zu können, werden die nachfolgenden Zutaten benötigt:

➢175 g Thunfisch in Öl

➢100 g Mais

➢1 Schalotte

➢1 Ei

➢1 TL Salatcreme

➢½ Paprika

➢35 g Schmand

➢1 EL Gurkenwasser

➢Schnittlauch

➢Zucker

➢Pfeffer

➢Salz

➢½ Zitrone

Das Ei wird erst einmal hart gekocht. Anschließend werden die Paprika und die Schalotte klein geschnitten und zusammen in den Thermomix gegeben. Auf Stufe 8

wird alles für 10 Sekunden verkleinert und gemischt. Nun kommen die weiteren Zutaten hinein. Draußen bleiben nur die Zitrone sowie das Ei. Alle Zutaten werden nun vermengt. Dafür den Thermomix einfach auf Stufe 1 auf Linkslauf stellen und alles für einige Sekunden miteinander mischen. Die Zitrone wird ausgepresst. Der Saft kommt in den Mixtopf und wird mit untergemischt. Alles wird gewürzt und abgeschmeckt. Der Salat kommt auf den Teller. Das Ei wird nun geschnitten und als Verzierung über den Salat gegeben.

!

Eine Portion enthält: 260 Kcal, 30 g Eiweiß, 23 g Fett, 9 g Kohlenhydrate

Gefüllte Spinatrolle

Kcal.: 403   Zubereitungszeit: 20 min.

ZUTATEN:

- ☐ *50 g Gouda*
- ☐ *100 g Frischkäse*
- ☐ *1 EL Parmesan*
- ☐ *4 Eier*
- ☐ *125 g Spinat, tiefgekühlt*
- ☐ 200 g Räucherlachs
- ☐ ½ Zitrone
- ☐ 3 Zweige Petersilie
- ☐ 3-5 Stängel Schnittlauch
- ☐ Salz, Pfeffer

ZUBEREITUNG:

- Den Spinat auftauen lassen und den Ofen auf 200°C vorheizen.
- Die Eier in einer Schüssel schaumig rühren und mit Salz und Pfeffer würzen.
- Danach den Gouda Käse reiben und diesen mit dem nun aufgetauten Spinat sowie den aufgeschlagenen Eiern sehr gründlich vermischen.
- Auf einem mit Backpapier ausgelegtem Backblech wird jetzt zuerst der Parmesankäse verstreut und darauf die vorbereitete Spinat-Eier Masse gleichmäßig verteilt.

- Für etwa 10 Minuten auf mittlerer Schiene backen lassen. Danach aus dem Ofen nehmen und die Masse für einige Minuten abkühlen lassen. Dann wird diese umgedreht, mit dem Frischkäse bestrichen und auf diesen die Lachsscheiben gelegt.
- Die Petersilie und den Schnittlauch waschen, abtrocknen, fein hacken und damit gleichmäßig den Lachs bestreuen.
- Die halbe Limette auspressen und einen TL des Saftes über dem Fisch verteilen.
- Nun die Rolle sehr fest in eine Frischhaltefolie einschlagen und für mindestens vier Stunden im Kühlschrank lagern.
- Die Spinatrolle kann zum servieren in beliebig dicke Scheiben geschnitten werden.

Gegrillter Lachs mit Currysalz

Zutaten für 4 Portionen

Zutaten für den Lachs:

- 4 Lachsfilets á 150 g (ohne Haut)
- 500 g Salatgurken
- 200 g Mangofruchtfleisch
- 200 g Wassermelone
- 2 Frühlingszwiebeln
- 1 rote Chilischote
- 1 Limette
- 1 EL Öl
- Currysalz
- Salz

Zutaten für das Curry-Salz:

- 1 TL scharfes Currypulver
- 1 EL Fleur de Sel

Arbeitsaufwand: mittel

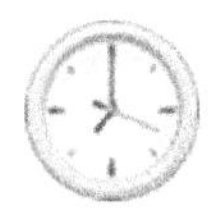

Zubereitungszeit: ca. 1 Stunde

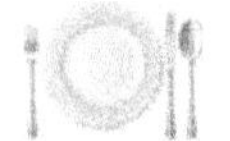 **Portionsgröße:** 4 Portionen

So wird´s gemacht:

1. Die Gurke schälen, der Länge nach vierteln und mit Hilfe eines Teelöffels die Kerne entfernen. Das Mangofruchtfleisch und die Wassermelone in feine Würfel schneiden. Die Lauchzwiebel putzen und in sehr feine Ringe schneiden. Chili entkernen und fein hacken.
2. Die Limette heiß abspülen, die Schale fein abreiben und den Saft auspressen.
3. Gurke, Mango, Wassermelone, Frühlingszwiebeln, Chili und eine Prise Salz in eine Schüssel geben und gut miteinander verrühren. 1 EL Limettensaft sowie 1 EL Öl dazu geben und vermengen. Für gut 30 Minuten ziehen lassen.
4. Das Lachsfilet in 4 gleichgroße Stücke schneiden, rundherum mit 1 EL Limettensaft beträufeln und mit dem Limettenabrieb bestreuen.
5. Auf dem heißen Grill von jeder Seite für etwa 3-4 Minuten Grillen. Nach dem Wenden mit dem Curry-Salz würzen und mit dem Mango-Gurken-Relish genießen.

Bunte Tofu-Pfanne

Zutaten für 2 Portionen:
Balsamicoessig
Sojasauce
2 rote Paprika
2 gelbe Paprika
1 Zwiebel
400 g Tofu
Olivenöl

Zubereitung:
Schneiden Sie als erstes den Tofu, die Paprika und die Zwiebeln in kleine Würfel. Jetzt geben Sie die Mischung in eine heiße Pfanne und braten Sie diese an bis der Tofu eine goldbraune Farbe erhält. Schmecken Sie alles mit dem Essig und der Sojasauce ab. Einfach, bunt und lecker!

Knackige grüne Bohnen mit Hühnerbrust in Pfefferrahmsauce

323,2 kcal | 44 Gramm Eiweiß | 10,9 Gramm Fett | 9,4 Gramm Kohlenhydrate

Zutaten:

- 130 Gramm Hühnerbrust
- ½ Zwiebel
- 50 ml Sahne
- 50 ml Brühe
- 1 EL grüne Pfefferkörne (aus dem Glas)
- Himalaya Salz
- Pfeffer,
- 100 Gramm grüne Bohnen
- 2 Scheiben Bacon
- 1 TL Bohnenkraut
- 1 Knoblauchzehe
- Raps Öl zum Anbraten

Zubereitung:

Die Hühnerbrust mit Salz und Pfeffer einreiben und in wenig Öl von beiden Seiten anbraten. Danach für ca. 15 Minuten im Ofen bei 120° Celsius fertig garen.

Als nächstes die Zwiebel und den Knoblauch fein hacken und kurz in derselben Pfanne anbraten, mit

Brühe aufgießen und die Pfefferkörner plus die Sahne einrühren.

Nun die harten Enden von den Bohnen abschneiden und die Fasern abziehen. Die Bohnen kurz blanchieren und halbieren.

Jetzt den Bacon in feine Würfel schneiden und in der Pfanne auslassen. Die Bohnen dazugeben und gut durchschwenken.

Alles mit Salz, Pfeffer und Bohnenkraut abschmecken und servieren.

Brown Smoothie

Zubereitungszeit: 5 Minuten
Schwierigkeitsgrad: Leicht
Zutatenliste für 1 Portion:
200ml Mandelmilch, 50ml Espresso, 4 Eiswürfel, 1 Banane, 3 Stängel Minze

Zubereitung:

1. Die Banane schälen und halbieren, die Minze waschen und trocken schütteln, die Blätter vom Stiel lösen und alles zusammen in einen Mixer geben und gut pürieren.

Nährwertangaben:
136.8 kcal, Kohlenhydrate 31.9g, Eiweiß 0.9g, Fett 0.3g

Eiweiß Muffins

Zutaten für 12 Muffins:
Süßstoff
200 g gemahlene Mandeln
1 Pck. Backpulver
1 Pck. Diät-Puddingpulver
2 Eier
2 Eiweiß
2 EL Proteinpulver (Geschmack frei wählbar)
40 g Magerquark

Zubereitung:
Der Backofen wird auf 200 °C vorgeheizt. Das Eiweiß wird zusammen mit den 2 Eiern in eine Schüssel gegeben. Das Pudding- und Proteinpulver wird hinzugegeben und mit einem Schneebesen verrührt, bis eine schaumige Masse entsteht. Nun werden Backpulver und Magerquark hinzugefügt und mit dem Süßstoff abgeschmeckt.
Anschließend wird alles mit dem Handrührgerät auf höchster Stufe für ca. 2 Minuten verrührt, bis eine cremige Masse entstanden ist. Jetzt können die Mandeln unter die Masse gehoben werden. Der fertige Teig kann in eine eingefettete Muffinform oder in Einwegförmchen, mithilfe von zwei Esslöffeln, gefüllt werden.
Die Muffins werden für ca. 20 Minuten auf mittlerer Schiene im Backofen gebacken. Nach Ablauf der Backzeit kann man mithilfe eines Zahnstochers in die

Muffins stechen. Sollte kein Teig mehr kleben bleiben, sind diese fertig und können zum Abkühlen aus dem Ofen genommen werden.

Griechischer Auberginen- Schmortopf

Nährwerte:

- 315,9 kcal
- 22,4 Gramm Eiweiß
- 19,3 Gramm Fett
- 10,9 Gramm Kohlenhydrate

Für eine Portion benötigst du:

- 100 Gramm Auberginen
- 2 Knoblauchzehen
- 1/2 rote Zwiebel
- 1/2 Paprika gelb
- 1/2 Zucchini
- 100 Gramm Schafskäse
- 2 EL Olivenöl
- Salz, Pfeffer
- Rosmarin
- Thymian
- Majoran

So bereitest du dieses Gericht zu:
Das Gemüse in mundgerechte Stücke schneiden, mit dem Olivenöl mischen und mit Salz und Pfeffer würzen. Die Kräuter untermengen. In einen Römertopf geben und für 35 Minuten bei 160° Celsius im Ofen schmoren lassen. Vor dem Servieren mit zerkrümeltem Schafskäse vermengen.

Spaghetti mit Fisch in Spinatsauce

Pasta, Fisch und Spinat zählen zu DEN Highlights der Low-Carb-Küche. Dieses Gericht vereint gekonnt alle Vorteile der Low Carb - Ernährung und ist ein Genuss für die ganze Familie.

Zubereitungszeit: ungefähr 30 Minuten
Portionen: für 2 Portionen
Nährwerte: Kalorien (443 kcal); Kohlenhydrate (5,3 g); Eiweiß (35,2 g); Fett (24,8 g)

Zutaten:

- 150 g Spaghetti
- 1 Knoblauchzehe
- 300 g Lachs
- 200 g Spinat
- 80 g Ricotta
- 30 g Parmesan
- 30 g Zwiebeln
- 15 ml Öl
- 1 Prise Salz
- 1 Prise Pfeffer
- etwas Zitronensaft

Zubereitung:

1. Spaghetti in ein Wasserbad geben und nach Anleitung zubereiten.

2. Öl in eine Pfanne geben und erhitzen.
3. Zwiebeln würfeln.
4. Zwiebelwürfel in die Pfanne geben und kurz anbraten.
5. Knoblauchzehe schälen und ebenfalls würfeln und in der Pfanne anschwitzen.
6. Anschließend den Spinat in die Pfanne geben, mit Zitronensaft beträufeln und alles für ein paar Minuten aufkochen lassen.
7. Ricotta und Parmesan in die Pfanne geben und vorsichtig unterrühren.
8. Salzen und pfeffern.
9. Öl in eine weitere Pfanne geben und erhitzen.
10. Lachs in die Pfanne geben, mit Salz und Pfeffer verfeinern und kurz beidseitig anbraten.
11. Spaghetti, Lachs und Gemüse auf Teller verteilen und genießen.

Tipp:

Statt Lachs kann auch Kabeljau verwendet werden.

Gemüse mit mediterranem Fischfilet

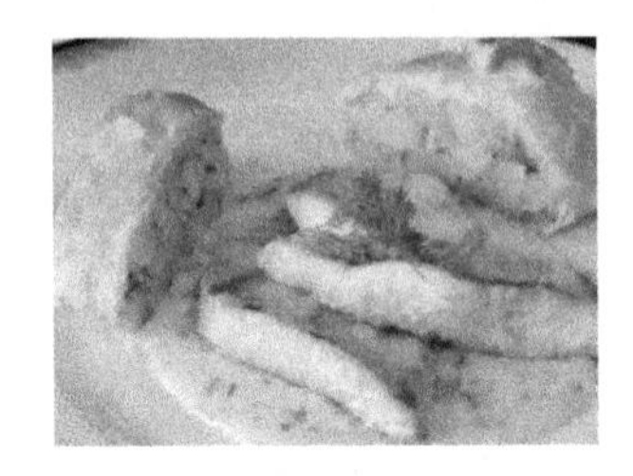

Mediterranes Fischfilet ist ein echter Klassiker auf dem Teller und darf bei den Low Carb-Rezepten für den Thermomix auf keinen Fall fehlen. Das leichte Gericht ist zu jeder Jahreszeit eine sehr gute Wahl. Es bietet eine gelungene Abwechslung auf dem Teller und punktet mit seiner geringen Menge an Kohlenhydraten. Die Zubereitung im Thermomix ist zudem ebenfalls recht einfach möglich. Für vier Portionen braucht es die folgenden Zutaten:

➢2 Seelachsfilets – Gewicht ca. 200 g

➢400 g Gemüse, frisch (Paprika, Pilze, Zucchini, Aubergine)

➢500 g Wasser

➢Salz, Pfeffer

➢50 g Parmesan

- 15 g frischen Zitronensaft
- 40 g halbierte Zwiebeln
- 30 g Vollkorntoast, Low Carb
- 30 g getrocknete Tomaten, Tomaten sollten in Öl liegen
- 50 g Tomatenmark
- Oregano

Im ersten Schritt wird der Varoma-Einlegeboden zur Hand genommen und mit Backpapier versehen. Die Filets vom Fisch kommen nun auf das Papier und werden gewürzt. Dafür greift man zu Pfeffer und Salz sowie zu Zitronensaft. Anschließend wird der Parmesan im Stück zusammen mit einem Esslöffel Oregano in den Thermomix-Topf gegeben. Beides wird zusammen auf Stufe 10 für 15 Sekunden zerkleinert und aus dem Topf in eine Schüssel gefüllt. Nun kommen die Tomaten, Zwiebeln sowie Toast und Tomatenmark in den Topf. Allerdings werden die Tomaten vorher vom Öl befreit. Das Öl wird nicht weggeworfen, sondern aufgefangen und an die Seite gestellt. Auf Stufe 5 wird nun alles für 8 Sekunden miteinander vermischt und zerkleinert. Anschließend wird die Mischung auf den Fisch gegeben. In den Mixtopf kommt nun das Wasser. Der Varoma wird aufgesetzt und das Gemüse eingewogen. Der Einlegeboden mit dem Fisch kommt nun auf den Varoma. Dieser wird verschlossen und nun auf Stufe 1

Varoma für 20 Minuten gegart. Nach dem Garen wird der Varoma abegenommen und warm gehalten. Der Mixtopf wird ausgeleert und es kommen 50 g on der Garflüssigkeit in eine Schüssel. Die Flüssigkeit wird mit 20 g Öl der Tomaten sowie der Parmesan Mischung, hiervon einen Esslöffel nutzen, in den Mixtopf gefüllt. Auf Stufe 5 wird nun alles für 10 Sekunden gemischt.

Es entsteht eine Soße, die mit dem Gemüse versehen wird. Der Fisch wird auf einen Teller gelegt und mit dem Rest der Parmesan-Mischung versehen. Das Gemüse mit der Soße wird rundherum drapiert und schon kann das Essen genossen werden.

Eine Portion enthält: 345 Kcal, 49 g Eiweiß, 13 g Fett, 8 g Kohlenhydrate

Blumenkohlreis

Kcal.: 180 Zubereitungszeit: 10 min.

ZUTATEN:

- ☐ 1 Blumenkohl
- ☐ Salz, Pfeffer

ZUBEREITUNG:

- Der Blumenkohl wird ggf. geputzt, dann gewaschen abgetrocknet und die Röschen vom Strunk geschnitten.
- Mit Hilfe einer Küchenreibe (Küchenmaschine/Mixer) werden die einzelnen Röschen bis auf Reiskorngröße zerrieben.
- Den geriebenen Blumenkohlreis nun in eine hitzebeständige Schüssel füllen und mit kochendem Wasser übergießen. Bitte abgedeckt für 10 Minuten ziehen lassen. Danach das Wasser vollständig abgießen, den Blumenkohlreis etwas abkühlen lassen und diesen mit Salz und Pfeffer würzen.

Blumenkohlreis können Sie, wie herkömmlichen Reis, zu vielen unterschiedlichen Gerichten reichen!

TIPP: Frisch geriebener, unbehandelter Blumenkohlreis kann in geeigneten Behältern (z.B. Tupperware, o.ä.) komplikationslos bis zu 4 Monaten eingefroren werden. Bitte diesen erst nach dem auftauen mit heißem Wasser übergießen und wie oben beschrieben, durchziehen lassen und weiterverarbeiten.

Gemüsefritten

Kcal.: 280 Zubereitungszeit: 15 min.

ZUTATEN:

- ☐ 1 Knollensellerie mit Grün
- ☐ 1 EL Kokosöl
- ☐ 200 ml Gemüsebrühe
- ☐ Salz, Pfeffer

ZUBEREITUNG:

- Den Sellerie bitte vollständig schälen und einen Teil des Knollengrüns erst gut waschen dann grob hacken.
- Der Sellerie wird, genau wie beim Pommes frites schneiden, zuerst in etwa 1 cm dicke Scheiben zerteilt und diese danach in Pommes frites große Stifte geschnitten.
- In einer geeigneten Pfanne erhitzen Sie nun Kokosöl und braten darin, bei schwacher Hitze für ca. 5 Minuten, die Selleriestifte an.
- Nun den Pfanneninhalt mit Gemüsebrühe ablöschen und diesen anschließend bei mäßiger Hitze so lange köcheln lassen (etwa 5-7 Minuten), bis der Sellerie vollständig gar gezogen und die Gemüsebrühe verdampft ist.

- 2 Minuten vor Ende des Garprozesses bitte das vorbereitete Selleriegrün in die Pfanne geben und mitgaren lassen. Bitte erst dann mit Salz und Pfeffer würzen.

TIPP: Verwenden und servieren Sie die Gemüsefritten, genau wie herkömmliche Pommes frites aus Kartoffeln!

Gegrillter Tofu

Zutaten für 4 Portionen

Zutaten:

- 800 g Tofu
- 150 g Zwiebel
- 240 ml Wasser
- 180 ml Soja Sauce
- 90 ml Orangensaft
- 2 EL Öl
- 1 TL gemahlener Ingwer
- ½ TL gemahlene Nelken
- 10 Wacholderbeeren
- Salz, Pfeffer

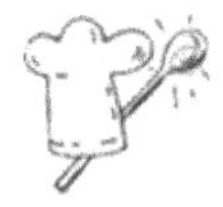

Arbeitsaufwand: gering

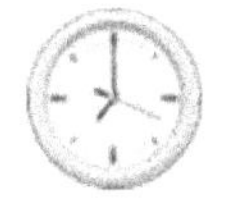

Zubereitungszeit: ca. 20 Minuten

Portionsgröße: 2 Portionen

So wird´s gemacht:

1. Den Tofu beliebig in Stücke schneiden (er sollte sich problemlos auf den Grill legen und wenden lassen). Die Zwiebel schälen und in sehr feine Würfel schneiden.
2. Das Öl in einen Kleinen Topf geben und erhitzen. Die Zwiebeln dazu tun und glasig anschwitzen. Die Gewürze hinzufügen, kurz mit anschwitzen und mit dem Wasser, der Soja Sauce und dem Orangensaft ablöschen. Einmal aufkochen lassen und beiseite stellen zum Abkühlen.
3. Wenn die Marinade abgekühlt ist, den Tofu hineinlegen und über Nacht ziehen lassen.
4. Den eingelegten Tofu aus der Marinade nehmen und kurz abtropfen lassen. Anschließend auf dem heißen Grill unter mehrmaligem Wenden goldbraun grillen.
5. Mit einem frischen Salat oder Gemüse genießen.

Gefüllte Zucchiniröllchen

Zutaten für 2 Portionen:
150 g Ricotta
1 Zucchini, mittelgroß
Muskat
Pfeffer
4 Stängel Petersilie
1 EL Olivenöl
100 g Parmesan
etwas Zitronensaft
Meersalz

Zubereitung:
Waschen Sie zunächst die Zucchini und schneiden Sie die Enden ab. Nun können Sie diese der Länge nach in Schmale Streifen schneiden. Hacken Sie die Petersilie fein und vermengen Sie sie mit dem geriebenen Parmesan, dem Ricotta und etwas Zitronensaft in einer kleinen Schüssel. Erhitzen Sie 1 EL Olivenöl in einer Grillpfanne und rösten Sie die Zucchinistreifen darin von beiden Seiten an, bis die Grillstreifen zu sehen sind. Bestreichen sie anschließend die Zucchini mit der Ricottafüllung und rollen Sie diese auf. Fixieren Sie Ihre Röllchen je nach Bedarf mit einem Zahnstocher und richten Sie diese auf einer Platte an. Ob warm oder kalt, ein echter Gaumenschmaus!

Thai-Curry vom Schwein mit grünen Erbsen

332,8 kcal | 27,7 Gramm Eiweiß | 18,3 Gramm Fett | 8,6 Gramm Kohlenhydrate

Zutaten:

- 140 Gramm Schweinefilet
- 1 EL grüne Currypaste
- 50 Gramm Erbsen
- 50 Gramm Auberginen
- 50 Gramm Zucchini
- 100 ml Kokosmilch
- 100 ml Brühe
- Sojasauce
- Fischsauce

Zubereitung:

Als erstes die Currypaste ohne Öl in einer beschichteten Pfanne anrösten und

dann das in kleine Würfel geschnittene Schweinefilet dazugeben.

Sobald das Filet angebraten ist werden die klein geschnittenen Auberginen und Zucchini mit in die Pfanne gegeben und alles mit der Brühe aufgegossen. Solange umrühren bis sich die gesamte grüne Currypaste aufgelöst hat. Zum Schluss noch die Erbsen und die Kokosmilch hineingeben und mit der Fisch- und Sojasauce

abschmecken.

Erdnuss Schokocreme

Zubereitungszeit: 10 Minuten
Schwierigkeitsgrad: Leicht
Zutatenliste für 1 Portion:
80ml Sahne, 25g Erdnussbutter, 40 Schokostreusel, 1/4TL Johannisbrotkernmehl, 3 TL Xucker

Zubereitung:

1. Die Erdnussbutter mit den Schokostreusel und dem Zucker erhitzen und schmelzen. Das Johannisbrotkernmehl dazu geben und gut verrühren.

2. Die Schlagsahne zu der Creme geben und mit einem Mixer 3 Minuten cremig schlagen. Für 2 Stunden in den Kühlschrank geben.

Nährwertangaben:
567.5 kcal, Kohlenhydrate 27.5g, Eiweiß 10.5g, Fett 44.3g

Hackbällchen-Kürbis-Auflauf

Zutaten für 4 Portionen:
Für die Hackbällchen:
500 Gramm Hackfleisch (kann Schwein oder Halb und Halb sein)
2 TL Thymian (getrocknet oder frisch), 1 TL Paprikapulver (scharf)
Für die Basis:
1 Kilo Kürbis (geschält und in mundgerechte Stücke geschnitten)
15 ml Olivenöl, 1 TL Paprikapulver (scharf)
400 Gramm Kirschtomaten (gewaschen und halbiert)
50 Gramm Käse (gerieben. Zum Beispiel Appenzeller oder Gouda)
50 Gramm Frischkäse

Zubereitung:
Backofen auf 180 Grad Umluft vorheizen. Hackfleisch mit dem Thymian und dem Paprikapulver vermischen, salzen und pfeffern. Aus dem Hackfleisch kleine Bällchen – ca. 3 bis 4 cm Durchmesser – formen. In eine Auflaufform legen. Die Kürbisstücke in eine separate Auflaufform geben. Mit Salz, Pfeffer und dem Paprikapulver bestreuen. Olivenöl dazugeben und alles gut vermischen. Beide Auflaufformen zusammen für knapp 20 Minuten in den Backofen schieben. Die Hackbällchen ruhig zwischendurch mal umdrehen, damit sie von allen Seiten Farbe bekommen. Nach 20 Minuten beide Auflaufformen herausnehmen. Den

Frischkäse in die Auflaufform mit den Hackbällchen geben und gut vermischen. Den Sud nicht abschütten, sondern mit dem Frischkäse vermischen. Die gebackenen Kürbisstücke vorsichtig unter die Hackbällchen heben. Anschließend noch die Kirschtomaten dazugeben und ebenfalls vorsichtig unterheben. Das Ganze mit dem geriebenen Käse bestreuen und nochmal für 15 Minuten in den Backofen schieben.

Suppe mit Eintropf, wenn der kleine Hunger klopft

Nährwerte:

- 83,4 kcal
- 6,9 Gramm Eiweiß
- 5,7 Gramm Fett
- 1,2 Gramm Kohlenhydrate

Für eine Portion benötigst du:

- 250 ml Brühe
- 1 Ei
- 1 Chilischote
- etwas Ingwer gerieben
- 1 EL Milch
- Kräuter zum Bestreuen

So bereitest du dieses Gericht zu:
Die Brühe mit Chili und Ingwer aufkochen. Diese Gewürze sind ganz tolle Appetitzügler und regen auch den Stoffwechsel optimal an. Das Ei mit der Milch verquirlen und in die kochende Suppe rühren. Klappt am besten mit dem Schneebesen. Mit Kräutern bestreuen und genießen. Die Suppe ist im Handumdrehen fertig und du musst nicht zu ungesunden Fertiggerichten greifen.

Hüttenkäse mit Orangen und Mandeln

Manchmal muss es schnell gehen. Der Hüttenkäse mit Orangen und Mandeln ist lecker, Lw Carb und lässt sich ganz einfach und bequem zubereiten.

Zubereitungszeit: ungefähr 5 Minuten
Portionen: für 1 Portion
Nährwerte: Kalorien (170 kcal); Kohlenhydrate (11 g); Eiweiß (22 g); Fett (4 g)

Zutaten:

- 2 Orangen
- 150 g Frischkäse
- 10 g Mandeln
- 1 EL Magermilch
- 1 TL Honig

Zubereitung:

1. Orange schälen und zerkleinern.
2. Hüttenkäse und Milch in eine Schüssel geben und gut verrühren.
3. Orangen, Mandeln und Honig beifügen und erneut gut vermengen.

Tipp:

Der Snack schmeckt auch mit anderen Obstsorten.

Schweinefilet in Streifen mit Bohnen

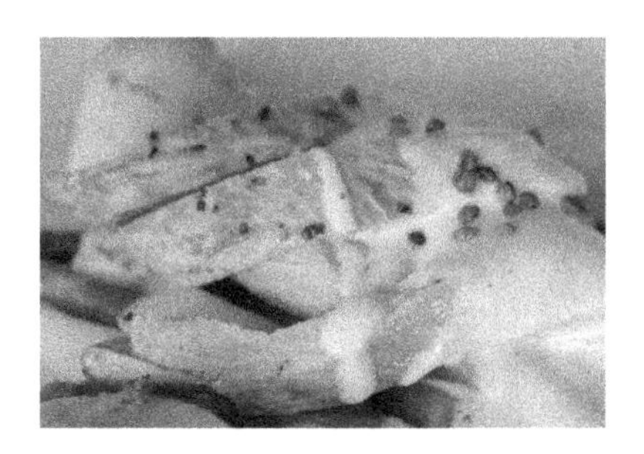

Es soll nicht immer nur Hähnchen sein? Dann bietet es sich auch an, ein Schweinefilet zu kaufen und dieses mit Champignons und Bohnen anzurichten. Zwar hat Schweinefleisch durchaus Kohlenhydrate und ist recht Fett. Dennoch passt es sehr gut in die Low Carb-Ernährung hinein. Für eine Portion wird benötigt:

≫100 g Schweinefilet

≫100 g Champignons

≫120 g Prinzessbohnen

≫1 TL Rapsöl

≫120 ml Rinderbouillon

≫½ Zwiebel

≫1 TL Vollkornmehl

≫2 EL Sahne

➢Salz und Pfeffer

➢Curry

Zu Begin der Vorbereitungen wird das Fleisch geschnitten und angebraten. Die Stücke sollten eine mundgerechte Größe haben. Die Zwiebel wird gereinigt und kommt in den Mixtopf. Für 3 Sekunden wird sie dann zerkleinert auf Stufe 5. Jetzt kommt etwas Öl

dazu und der Thermomix wird auf Stufe 1 Varoma gestellt. 3 Minuten wird nun alles gedünstet. In der Zeit werden die Champignons gesäubert und geschnitten. Die Bohnen werden von ihren Enden befreit und halbiert. In den Mixtopf kommt nun die Sahne und es wird nach Belieben gewürzt. Anschließend kommen die Bohnen und die Pilze noch hinein sowie das gebratene Fleisch. Mit Deckel wird auf Linkslauf bei 100°C nun alles für 15 Minuten in der Sanftrührstufe gekocht. Wenn die Garzeit vorbei ist, kommt noch das Mehl dazu. Hier reicht wenig aus, um die Soße sämiger werden zu lassen. Mit Linkslauf wird nun alles bei 100° C für drei Minuten gegart.

Eine Portion enthält: 340 Kcal, 24 g Eiweiß, 20 g Fett, 12 g Kohlenhydrate

Eiersalat mit Thunfisch

Kcal.: 394 Zubereitungszeit: 15 min.

ZUTATEN:

- ☐ 1 Zwiebel
- ☐ 1 EL Olivenöl
- ☐ 2 Gewürzgurken
- ☐ 1 TL Mayonnaise
- ☐ 10 grüne Oliven
- ☐ 1 EL mittelscharfer Senf
- ☐ 100 g Erbsen (Konserve)
- ☐ ½ Bund Petersilie
- ☐ 1 Dose Thunfisch
- ☐ 1 TL Oregano
- ☐ 5 Eier
- ☐ Kreuzkümmel nach Geschmack
- ☐ ½ Zitrone
- ☐ Salz, Pfeffer, Paprikapulver

ZUBEREITUNG:

- Die Eier werden zuerst hart gekocht, dann abgeschreckt, geschält und anschließend in dünne Scheiben geschnitten.
- Den Thunfisch abgießen, vollständig abtropfen lassen und ungewürzt zu den vorbereiteten Eiern geben.
- Nun werden die entsteinten Oliven sowie die Gewürzgurken in sehr dünne Scheiben geschnitten.
- Die Zwiebel schälen und in kleine Würfel schneiden.
- Pressen Sie jetzt die halbe Zitrone aus und verteilen Sie den gewonnenen Saft gleichmäßig über den vorbereiteten Zutaten.
- Entnehmen Sie dann, gut 100g Erbsen aus der Konservendose, lassen diese etwas abtrocknen und mischen die Hülsenfrüchte vorsichtig unter den Salat.
- Danach wird die Petersilie gewaschen, gründlich geputzt und anschließend fein gehackt.
- Zum Schluss werden das Olivenöl, die Mayonnaise und der Senf, nacheinander in den Salat eingerührt und dieser mit Salz und Pfeffer, der gehackten Petersilie, dem Kreuzkümmel, Paprikapulver und Oregano kräftig abgeschmeckt. Den Thunfischsalat bitte einige Minuten zum durchziehen ruhen lassen und gekühlt servieren.

Gemüse-Sticks mit Schnittlauch-Quark & Pinienkernen

Zutaten für 6 Portionen

<u>Zutaten:</u>

- 200 g Magerquark
- 400 g körniger Frischkäse
- 200 g Mascarpone
- 240 g Avocado
- 200 g Gurke
- 200 g Radieschen
- 200 g Kohlrabi
- 60 g Pinienkerne
- 4 EL Schnittlauchröllchen
- 1 Spritzer Zitronensaft
- Wasser
- Salz, Pfeffer

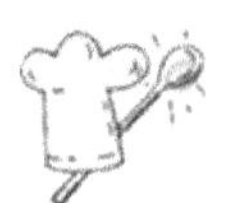

Arbeitsaufwand: gering

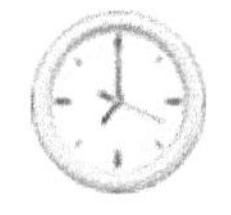

Zubereitungszeit: ca. 20 Minuten

Portionsgröße: 6 Portionen

So wird´s gemacht:

1. Das Gemüse waschen, ggf. schälen und in Sticks schneiden.
2. Schnittlauch in feine Röllchen schneiden. Avocado mit einer Gabel zerdrücken und zusammen mit dem Quark, Frischkäse, Mascarpone, etwas Wasser und einem Spritzer Zitronensaft glatt rühren, Schnittlauchröllchen hinzugeben und mit Salz und Pfeffer würzen.
3. Pinienkerne in einer heißen Pfanne ohne Fett rösten, abkühlen lassen und unter den Quark heben.

Spinatsuppe mit Frischkäse

Zutaten für 2 Portionen:
Salz und Pfeffer
500 g Würzspinat
500 ml Gemüsebrühe
1 Becher Frischkäse
1 Becher Créme Fraîche

Zubereitung:
Geben Sie die Gemüsebrühe in einen Topf und erhitzen Sie diese darin. Geben Sie anschließend den Spinat dazu und verrühren Sie alles gut miteinander. Lassen Sie alles kurz aufkochen und rühren Sie langsam das Créme Fraîche und den Frischkäse darunter. Lassen Sie alles nochmal kurz aufkochen und schmecken Sie die Suppe mit Salz und Pfeffer ab.

Feine Pilzcremesuppe mit Speck-Topping

190,3 kcal | 9,2 Gramm Eiweiß | 14,7 Gramm Fett | 4,7 Gramm Kohlenhydrate

Zutaten:

- 50 Gramm Champignons
- 30 Gramm Austernpilze
- 1 Schalotte
- 1 Knoblauchzehe
- 150 ml Brühe
- 50 ml Sahne
- Himalaya Salz
- Pfeffer
- 20 Gramm gewürfelten Frühstücks-Speck
- 1 EL Butter
- 1 TL Öl

Zubereitung:

Als erstes die fein geschnittenen Schalotten und den Knoblauch in Öl anschwitzen.

Nun die Champignons putzen, klein schneiden und zu den Zwiebeln in die Pfanne geben. Mit Brühe aufgießen und mit Salz und Pfeffer abschmecken. Nun noch

die Sahne hinzugeben.

Als nächstes den Speck in der Butter anbraten und die klein gezupften Austernpilze dazu geben. Nun noch das

Topping, aus Speck und Austernpilzen, auf der Suppe platzieren und servieren.

Zucchini Chips

Zubereitungszeit: 10 Minuten
Schwierigkeitsgrad: Leicht
Zutatenliste für 1 Portion:
300g Zucchini, 30g Mandelmehl, 100g Käse gerieben, 1 Ei, Salz

Zubereitung:

1. Die Zucchini waschen und die Enden abschneiden. Die Zucchini raspeln und auspressen so dass der Saft raus ist. Die ausgedrückte Zucchini in eine Schüssel geben und mit den anderen Zutaten vermischen.

2. Den Backofen auf 180 ° C Umluft vorheizen und ein Backblech mit Backpapier auslegen. Die Zucchini Masse auf dem Backblech zu Plätzchen verteilen und für 25 Minuten im Ofen garen.

Nährwertangaben:
541.2 kcal, Kohlenhydrate 7.6g, Eiweiß 38.1g, Fett 38.0g

Lachs mit Frischkäsesauce

Zutaten für 4 Portionen:
800 g Zucchini
2 Zwiebeln
3 EL Öl
600 g Lachsfilets
Salz
Pfeffer
300 g Kräuterfrischkäse
12 EL Milch

Zubereitung:
Die Zucchini putzen, der Länge nach halbieren und quer in 1/ 2 cm dicke Scheiben schneiden, danach die Zwiebel würfeln. Olivenöl in einer beschichteten Pfanne erhitzen und die Zucchini und die Zwiebeln 3 Minuten anbraten. Das Lachsfilet in gleiche Stücke schneiden und mit Salz und Pfeffer würzen. Zucchini-Zwiebeln ebenfalls mit Salz und Pfeffer würzen und an den Pfannenrand schieben. Etwas Olivenöl in der Pfanne verlaufen lassen, Lachs in die Pfanne geben und von beiden Seiten 1 Minute anbraten. Nun können Sie die Zucchini in der Pfanne wieder verteilen, den Lachs darauflegen und den Kräuterfrischkäse (nicht alles!) mit einem Teelöffel auf dem Lachs verteilen. Den Rest Kräuterfrischkäse mit Milch verrühren und über die

Zucchini geben. Lachs in der geschlossenen Pfanne 3-4 Minuten noch gar ziehen lassen.

Der Eiweiß-Booster, ein absoluter Hit um die Kilos purzeln zu lassen

Normalerweise heißt es immer, dass du vor dem Schlafengehen nichts mehr essen solltest. Dieses Schlemmerdessert kannst du aber ohne schlechtes Gewissen direkt vor dem Schlafen genießen - dies ist sogar ausdrücklich erwünscht. Der Eiweiß- Booster kurbelt deinen Stoffwechsel an und lässt die Pfunde quasi im Schlaf schmelzen.

Nährwerte:

- 214,6 kcal
- 22,8 Gramm Eiweiß
- 8,9 Gramm Fett
- 11,3 Gramm Kohlenhydrate

Für eine Portion benötigst du:

- 1 Eiweiß
- 200 Gramm Joghurt
- 1 EL Whey Pulver
- Saft einer Bio Limette
- Süßstoff oder Xylit/Xucker

So bereitest du dieses Gericht zu:
Das Eiweiß steif schlagen. Joghurt mit Whey- Pulver, Limettensaft und Süßstoff glatt rühren. Den Eischnee

unterheben und kurz kalt stellen. Du kannst diesen Booster abwechselnd mit Zimt, Nelkenpulver oder einem halben TL doppelt entöltem Kakao verfeinern.

Waffeln mit Falafel

Wer glaubt, dass Waffeln nur süß und kalorienreich sind, der irrt gewaltig. Die Waffeln mit Falafel lassen sich perfekt in die Low Carb - Ernährung integrieren.

Zubereitungszeit: ungefähr 30 Minuten
Portionen: für 4 Stück
Nährwerte: Kalorien (430,35 kcal); Kohlenhydrate (20,9 g);

Eiweiß (11,14 g); Fett (33,6 g)

Zutaten:

- 2 Eier
- 1 Knoblauchzehe
- 400 g Kichererbsen
- 200 g Joghurt
- 2 EL Zitronensaft
- 2 EL Semmelbrösel
- 1 TL Paprikapulver
- 1 TL Kreuzkümmel
- 50 g Koriander
- 50 g Petersilie

Zubereitung:

1. Petersilie und Koriander mit Wasser abspulen, abtrocknen und zerkleinern.
2. Kichererbsen, Backpulver, Eier, Olivenöl, Zitronensaft, Paprikapulver, Kreuzkümmel, Wasser, Semmelbrösel, Koriander und Petersilie in einen Mixer geben und gut vermengen.
3. Waffeleisen vorbereiten.
4. Teig in das Waffeleisen geben.
5. Knoblauch schälen und pressen.
6. Petersilie, Koriander, Knoblauch, Zitronensaft und Joghurt in eine Schüssel geben und zu einem Dipp verarbeiten.
7. Waffeln und Dipp auf Teller verteilen und genießen.

Tipp:

Diese Waffeln schmecken nicht nur zum Frühstück.

Quark mit frischen Mandarinen

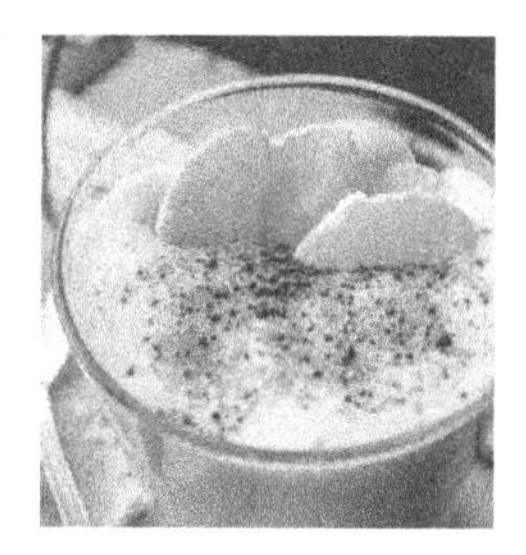

Er schmeckt leicht säuerlich und angenehm frisch und ist ideal für die warmen Tage geeignet. Quark mit frischem Obst braucht eigentlich gar nicht so viel Aufwand für die Zubereitung. Dafür sättigt er und sorgt auch dafür, dass die Lust auf Süßes nachlässt. Um eine Portion im Thermomix zusammenzustellen, werden die nachfolgenden Zutaten gebraucht:

➢80 g Magerquark

➢1 EL Butter

➢4 Mandarinen

➢2 Blatt Gelatine

➢30 g Vollkornknäckebrot

Das Knäckebrot wird in den Mixtopf gegeben und auf Stufe fünf für insgesamt drei Sekunden zerkleinert. Nun kommt die Butter dazu. Auf Stufe drei wird alles bei 100°C

gedünstet. Es entsteht eine Masse, die in einen Servierring kommt und dann in den Kühlschrank gestellt wird. Nun kommt die Gelatine in kaltes Wasser und quellt hier.

Anschließend werden drei Mandarinen ausgepresst und der Saft zusammen mit dem Quark im Mixtopf verrührt. Die Gelatine kommt aus dem kalten Wasser und wird glatt gerührt. Hier lohnt es sich, heißes Wasser zu nutzen, um beste Ergebnisse zu erzielen.

Anschließend wird sie in den Mixtopf gegeben und dort auf Stufe zwei für zwei Minuten mit dem Inhalt vermischt. Die vierte Mandarine wird geschält, in Spalten unterteilt und dann in den Topf gefüllt. Auf Stufe 1 wird sie unter die Masse gehoben.

Der Quark kommt nun mit in den Servierring und sollte mehrere Stunden im Kühlschrank bleiben, bevor er serviert wird.

Eine Portion enthält: 140 Kcal, 17 g Eiweiß, 12 g Fett, 4 g Kohlenhydrate

Kohlrabi Auflauf

Kcal.: 765   Zubereitungszeit: 30 min.

ZUTATEN:

- ☐ 300 g Hähnchenbrustfilet
- ☐ 2 Kohlrabiknollen
- ☐ 2 Schalotten
- ☐ 2 Zehen Knoblauch
- ☐ 1 Bund Schnittlauch
- ☐ 80 g Emmentaler
- ☐ 200 ml Sahne
- ☐ 2 EL Rapsöl
- ☐ 2 TL Currypulver
- ☐ Salz, Pfeffer

ZUBEREITUNG:

- Eine Auflaufform leicht einfetten und den Backofen auf 180°C vorbereiten.
- Den Kohlrabi schälen, dann in sehr feine Scheiben schneiden und mit diesen die Auflaufform auslegen.
- Die Schalotten und den Knoblauch schälen und fein hacken.
- Den Schnittlauch ggf. putzen, waschen und dann so klein wie möglich schneiden.
- Das Hähnchenbrustfilet wird zuerst gewaschen, abgetrocknet und danach in mundgerechte Stücke geschnitten. Das Hähnchenfleisch erst leicht salzen und anschließend in einer geeigneten Pfanne mit

heißem Rapsöl, bei starker Hitzezufuhr scharf anbraten.

- Auf mittlere Hitzezufuhr herunterregeln.
- Geben Sie jetzt den vorbereiteten Knoblauch und das Zwieblhack in die Pfanne und lassen beides für eine Minute mit anbraten.
- Gleich im Anschluss wird der Pfanneninhalt gleichmäßig auf den Kohlrabi in die Auflaufform gegeben.
- In der nun leeren Pfanne, bei schwacher Hitze die Sahne verflüssigen und in diese Currypulver, Salz und Pfeffer einrühren.
- Den Emmentaler reiben und gleich im Anschluss in der erhitzten Sahne schmelzen lassen. Zu diesen Schnittlauch hinzufügen, mehrmals gut umrühren, danach die Masse gleichmäßig über das Hähnchenfleisch in die Auflaufform gießen und diese schließlich für 30 Minuten im vorgeheizten Ofen backen.

Gefüllte Pilze mit Spinat & Feta-Käse

Zutaten für 4 Portionen

<u>Zutaten:</u>

- 440 g große braune Champignons
- 4 Knoblauchzehe
- 280 g frischer Blattspinat
- 100 g Feta-Käse
- 3 TL Olivenöl
- Salz, Pfeffer

Arbeitsaufwand: gering

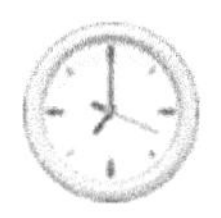

Zubereitungszeit: ca. 35 Minuten

Portionsgröße: 4 Portionen

So wird´s gemacht:

1. Die Champignons säubern und die Stiele vorsichtig herausbrechen. Den Knoblauch schälen und fein hacken. Den Spinat waschen und trocknen.
2. Die Champignons mit 2 TL Öl von außen und innen bepinseln und mit Salz und Pfeffer würze.

3. Die Pilze nun mit der offenen Seite nach oben in ein Alugrillschälchen legen.
4. Den Knoblauch in einer heißen Pfanne mit 1 TL Olivenöl anschwitzen. Den Spinat dazu geben und unter Rühren etwa 1 Minute mit anschwitzen, sodass er leicht zusammenfällt. Mit Salz und Pfeffer würzen.
5. Den Spinat in die Champignons füllen, den Feta-Käse zerkrümeln und über die Pilze geben und auf dem heißen Grill für etwa 10-15 Minuten grillen.

Kürbis - Kokos - Suppe

Zutaten für 4 Portionen:
Pfeffer
1 Stange Zitronengras
1 EL Zucker
1 Dose Kokosmilch
1 TL Currypulver
2 Chilis
1/2 TL Salz
1 Zwiebel
60 g frischer Ingwer
1 Hakkaido Kürbis
20 ml Brühe

Zubereitung:
Zuerst waschen Sie den Kürbis und halbieren diesen. Entfernen Sie anschließend das Innenleben und die Kerne. Schneiden Sie den Kürbis anschließend in Würfel, ca. 2 cm groß. Den Ingwer reiben Sie fein und dünsten diesen mit dem kleingeschnittenen Zitronengras und der geschnittenen Zwiebel an. Danach geben Sie die Kürbiswürfel hinzu. Löschen Sie alles mit 200 ml Brühe ab und würzen Sie es mit dem Curry, dem Salz, dem Chili, Pfeffer und dem Zucker. Kochen Sie alles so lange, bis eine cremige Konsistenz entsteht. Danach pürieren Sie alles mit einem Pürierstab. Danach geben Sie die Kokosmilch hinzu und lassen alles nochmals einkochen.

Asiatisches rotes Curry mit Hähnchen an frischem Salat

328,2 kcal | 35,3 Gramm Eiweiß | 12 Gramm Fett | 13,6 Gramm Kohlenhydrate

Zutaten:

- 50 Gramm Weißkraut
- ½ Möhre gerieben
- ½ Zucchini fein geraspelt
- ½ Birne in Würfeln
- 3 EL Joghurt
- Saft einer Bio Limette
- 1 EL Sesamöl
- 1 EL Reiswein Essig
- 100 Gramm Hühnerbrust fein geschnitten
- ½ TL rote Currypaste
- 1 EL Kokosmilch

Zubereitung:

Das Weißkraut fein schneiden und mit der Möhre, der Zucchini und der Birne gut vermischen.

Nun das Hühnchen in einer Pfanne mit wenig Öl anbraten und dann die Currypaste hinzufügen. Mit der Kokosmilch aufgießen und einreduzieren lassen. Dann die Pfanne vom Herd nehmen.

Jetzt eine Marinade aus Joghurt, Limettensaft, Sesamöl und Essig herstellen. Diese unter den Salat mischen, alles auf hübsche Teller oder Schüsseln verteilen und mit dem Hühnchen garnieren.

Süßkartoffelscheiben belegt mit Avocado und Ei

Zutaten für 2 Portionen:
200 g Süßkartoffel
2 Avocados, 4 Eier
4 EL Olivenöl, 1 TL Sesam
Saft einer halben Zitrone
Pfeffer
Salz
Bei Bedarf etwas Chilipulver oder frische Chilischoten

Zubereitung:
Eier circa zehn Minuten hart kochen. Avocados um den Kern herum halbieren. Kern entfernen und mit einem Teelöffel das Fruchtfleisch an einem Stück herauslösen. Danach zwei Avocadohälften in Scheiben schneide, mit etwas Zitronensaft beträufeln und den Rest mit einer Gabel in einer kleinen Schüssel zerdrücken. Die Avocadomasse ebenfalls mit Zitronensaft beträufeln sowie mit Salz und Pfeffer würzen. Wer es scharf mag, fügt zudem etwas Chilipulver oder frisch gehackte Chilischote hinzu. Süßkartoffeln waschen und in dicke Scheiben schneiden. Danach auf ein mit Backpapier ausgelegtes Backblech legen und für 10-15 Minuten auf mittlerer Schiene bei 150 Grad garen lassen. Olivenöl in einer Grillpfanne erhitzen und die Süßkartoffeln darin anbraten, bis Röststreifen erkennbar sind. Die Masse gleichmäßig auf den Süßkartoffelscheiben verteilen

und glattstreichen. Danach mit den Avocadoscheiben und den geviertelten Eiern belegen.
Zum Abschluss Sesam über die Süßkartoffelscheiben streuen und gegebenfalls mit Salz und Pfeffer nachwürzen.

Pommes aus Karotten

Jeder kennt sie, jeder liebt sie. Die Pommes! In der Variante aus Karotten sind die begehrten Snacks sogar gesund und Low Carb.

Zubereitungszeit: ungefähr 30 Minuten

Portionen: für 4 Portionen

Nährwerte: (490 kcal); Kohlenhydrate (24 g); Eiweiß (2 g);

Fett (10 g)

Zutaten:

- 4 Möhren
- 3 EL Öl
- 2 EL Honig
- 1 Prise Salz
- 1 Prise Pfeffer
- etwas Paprikapulver
- ein wenig frischer Thymian

Zubereitung:

1. Karotten schälen und in Pommes schneiden.
2. Karotten in eine Schüssel geben.
3. Alles mit Salz, Pfeffer, Öl, Paprikapulver und Thymian verfeinern.

4. Backblech mit Backpapier auslegen.
5. Karottenpommes auf das Backblech legen.
6. Alles für ungefähr 10 Minuten bei 180° Celsius im Ofen backen.
7. Wenden und erneut 10 Minuten backen.

Tipp:

Ein paar Tropfen Honig machen die Karotten-Pommes noch schmackhafter.

Schmackhafter Mandelbrei mit Himbeeren

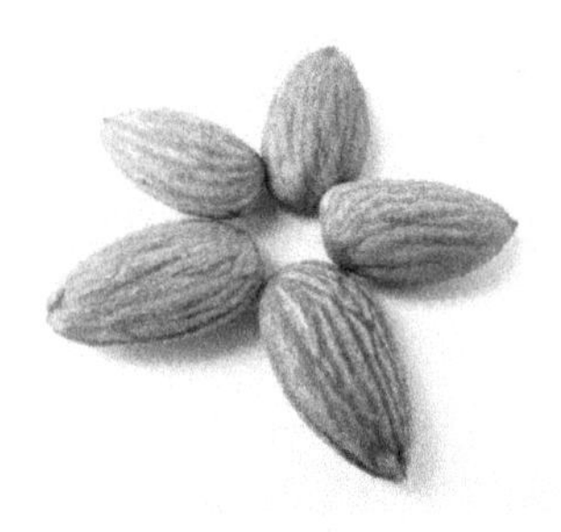

Ein Mandelbrei ist ein ganz besonderer Nachtisch, denn durch seinen kräftigen Geschmack und die angenehme Süße regt er die Rezeptoren auf der Zunge an und hallt noch lange nach. Auch diesen Nachtisch gibt es als eine Variante im Low Carb-Bereich. Dafür sind nicht viele Zutaten notwendig. Für zwei Portionen wird benötigt:

➢60 g Mandeln

➢280 g Milch

➢30 g Haferkleie

➢125 g Himbeeren frisch

➢1 EL Xucker light

Die Mandeln werden in den Thermomix gegeben und auf Stufe 8 für 10 Sekunden gemahlen. Nun kommt die Hafekleie hinzu. Im nächsten Schritt werden noch der

Xucker sowie die Milch hinzugefügt. Der Thermomix wird auf 100 Grad eingestellt und zwar auf Stufe 2. Alles wird nun für 8 Minuten erhitzt und anschließend in die Servierschalen noch warm gegeben. Die Himbeeren werden gewaschen und gereinigt und dekorativ auf dem Mandelbrei verteilt. Schon kann serviert werden.

Eine Portion enthält: 256 Kcal, 18 g Eiweiß, 12 g Kohlenhydrate, 30 g Fett **7**

Joghurtsuppe mit Gemüse

Zutaten für 4 Portionen:
400 ml Gemüsebrühe
500 g Joghurt (3,5 % Fett)
1 Paprika, gelb
2 Eier
1 Paprika, rot
2 EL Olivenöl
1 Zucchini
2 Knoblauchzehen
Salz
Pfeffer

Zubereitung:
Die Zucchini waschen und in kleine Würfel schneiden, den Knoblauch klein hacken und die Paprika in dünne Streifen schneiden. In einer Pfanne das Olivenöl erhitzen und die Zucchini, den Knoblauch und die Paprikastreifen andünsten.
In einem Topf den Joghurt, die Eier und die Gemüsebrühe unter ständigem Rühren fast zum Kochen bringen, vom Herd nehmen und mit einem Stabmixer pürieren, mit Salz und Pfeffer abschmecken. Das gedünstete Gemüse in die Suppe geben und sofort servieren.

Rührei mexikanischer Art

443,9 kcal | 19,2 Gramm Eiweiß | 36,2 Gramm Fett | 6,6 Gramm Kohlenhydrate

Zutaten:

- 2 Eier
- 1 EL Milch
- Himalaya Salz
- Pfeffer
- 1 TL Olivenöl
- ¼ Paprika rot
- ½ Chilischote
- 2 Scheiben Bacon
- 1 EL Koriander
- 1 Scheibe Eiweißbrot

Zubereitung:

Verquirle Eier, Milch, Salz und Pfeffer miteinander.

Jetzt den Bacon fein würfeln und ohne Fett in einer Pfanne zusammen mit den gewürfelten Paprika und der klein geschnittenen Chili anbraten.

Als Nächstes das Ei in die Pfanne gießen und unter ständigem Rühren garen.

Das Rührei vor dem Servieren mit dem Koriander bestreuen und zusammen mit geröstetem Einweißbrot servieren.

Kohlrabi-Möhren-Puffer

Zutaten für 16 Portionen/Puffer:
450 g Kohlrabi
450 g Möhren
schwarzer Pfeffer, Salz
6 gehäufte EL Kichererbsenmehl
6 EL Pflanzensahne (aus Soja oder Nuss)
2 TL getrocknete Liebstöckel
1 Bund Schnittlauch
50 ml Öl zum Braten

Zubereitung:
Möhren und Kohlrabi schälen, waschen und grob raspeln. 2 TL Salz unterheben und 10 Minuten ruhen lassen. Inzwischen den Schnittlauch waschen, trocknen und in feine Röllchen schneiden. Zu der Mischung 2 TL Pfeffer, Kichererbsenmehl, Pflanzensahne, Liebstöckel und zum Schluss Schnittlauch hinzufügen und gut vermischen. Den Backofen auf 100°C vorheizen. 3 EL Öl in einer Pfanne erhitzen und 3 gehäufte EL Masse in die Pfanne geben, dabei einen Puffer von ca. 10 cm Durchmesser formen. Auf mittlerer Hitze 2-3 Minuten auf jeder Seite braten, danach mit Küchenpapier

entfetten und zum Warmhalten in den Backofen legen. Auf diese Weise 16 Puffer braten.

Zimtsterne

Zimtsterne dürfen auf keinem Weihnachtsteller fehlen. Die begehrte Nascherei lässt sich sogar mit der Low Carb - Ernährung vereinbaren.

Zubereitungszeit: ungefähr 45 Minuten
Portionen: für 25 Portionen
Nährwerte: Kalorien (52 g); Kohlenhydrate (1 g); Eiweiß (2 g); Fett (4,5 g)

Zutaten:

- 2 Eier
- 120 Xucker
- 100 g gemahlene Mandeln
- 100 g gemahlene Haselnüsse
- 2 TL Zimt
- 1 TL Zitronensaft

Zubereitung:

1. Backpapier auf ein Backblech legen.
2. Eier trennen und Eiweiß steif schlagen.
3. Zitronensaft und Xucker beifügen und unterheben
4. 3 EL Eischnee herausnehmen.
5. Haselnüsse, Mandeln und Zimt in eine Schüssel geben und gut vermengen.
6. Eischnee vorsichtig unterheben.
7. Schüssel für ungefähr 15 Minuten in den Kühlschrank stellen.
8. Teig auf das Backpapier geben und ausrollen.
9. Sterne ausstechen und auf dem Backblech verteilen.
10. *Sterne mit Eischnee bestreichen und für ungefähr 10 Minuten bei 150° Celsius in den Ofen geben.*

Tipp:

Wer möchte, kann die Zimtsterne mit Zitronensaft und Puderxucker glasieren.

Linsensuppe indische Art

Zutaten für 2 Portionen:
150 g rote Linsen
200g geschälte Tomaten (aus der Dose)
1 Knoblauchzehe
500 ml Gemüsebrühe,
2 EL Sesamöl, Currypulver
3 Frühlingszwiebeln
10 g Ingwer
Saft einer halben Limette
Chilipulver, Pfeffer, Salz

Zubereitung:
Die Frühlingszwiebeln in Ringe schneiden, den Knoblauch durch eine Knoblauchpresse pressen und den Ingwer schälen und in sehr kleine Stücke hacken. In einem Topf das Sesamöl erhitzen und die Frühlingszwiebeln, den Knoblauch und den Ingwer scharf anbraten. Mit der Gemüsebrühe ablöschen und mit Curry würzen, für 15 Minuten köcheln lassen. Die Dosentomaten, die Linsen und Saft einer halben Limette in die Suppe hinzufügen, mit Salz, Pfeffer und Chilipulver würzen und nochmal für 10 Minuten köcheln lassen. Bei Belieben nochmal abschmecken und servieren.

Tofu an Auberginen und Zucchini

257 kcal | 26 Gramm Eiweiß | 12,1 Gramm Fett | 7,6 Gramm Kohlenhydrate

Zutaten:

- 1/2 Aubergine
- 1 kleine Zucchini
- Olivenöl zum Anbraten
- Himalaya Salz
- Pfeffer
- 50 Gramm Tofu
- 3 EL Frischkäse
- ½ Bund Schnittlauch
- Oregano
- einige Cherry Tomaten zum Dekorieren

Zubereitung:

Schneide zuerst die Zucchini und die Aubergine in etwa 5 mm dicke Scheiben, brate beides in Olivenöl an und würze es mit Salz und Pfeffer.

Dann das Gemüse aus der Pfanne nehmen und mit Küchenkrepp abtupfen.

Währenddessen pürierst du mit dem Pürierstab oder Mixer den Tofu zusammen mit dem Frischkäse, Salz, Pfeffer, Oregano und Schnittlauch.

Abschließen wird alles folgendermaßen schichtweise angerichtet:

Begonnen wird mit einer Auberginenschicht, welche mit Tofu Creme

bestrichen wird.

Dann folgt eine Zucchinischicht, welche auch wieder mit der Creme bestrichen wird. Dies wird so lange wiederholt, bis alles verbraucht ist.

Zuletzt den Tellerrand mit halbierten Cherry Tomaten garnieren.

Guten Appetit!

Fish and Chips

Zutaten für 4 Portionen:
1 kg Knollensellerie
2 EL Öl, 2 TL scharfes Paprikapulver
Salz, Pfeffer, 2 Eier (Kl. M)
80 g Mandeln, (gemahlen)
4 Kabeljaufilets, (à 140 g), 6 EL Salatmayonnaise
2 EL Schnittlauch, (fein geschnitten)

Zubereitung:
Den Sellerie schälen und in Stifte schneiden. 2 EL Öl, 1 TL scharfes Paprikapulver, Salz und Pfeffer in einer großen Schüssel zusammen mischen und den Sellerie darin wenden. Geben Sie alles auf ein Backblech und backen es im unteren Ofendrittel für 15 Minuten 2 Eier verquirlen und in eine Schale geben. Die gemahlenen Mandeln in eine zweite Schale geben und mit Salz und Pfeffer würzen. Die Kabeljaufilets erst im Ei, dann in den Mandeln wenden. Öl in einer Pfanne erhitzen, den Fisch darin von jeder Seite goldbraun anbraten. Den Fisch zu den Sellerie-Pommes geben und die letzten 5 Minuten mit garen. Fein geschnittenen Schnittlauch mit 6 EL Salatmayonnaise glattrühren. Mit Salz und Pfeffer abschmecken. Sellerie-Pommes mit dem panierten Fisch und Schnittlauch-Dip servieren.

Gefüllte Zucchini

Kcal.: 450 Zubereitungszeit: 30 min.

ZUTATEN:

- ☐ *2 Zucchini*
- ☐ *300 g passierte Tomaten*
- ☐ *2 Zwiebeln*
- ☐ *2 Zehen Knoblauch*
- ☐ *½ Bund Petersilie*
- ☐ 200 g Ziegenkäsetaler
- ☐ 2 EL Olivenöl
- ☐ ***Paprikapulver***
- ☐ getrockneter Oregano
- ☐ Salz, Pfeffer

ZUBEREITUNG:

- Bitte den Ofen auf 220°C vorheizen.
- Die Zucchini ggf. putzen, gut waschen, abtrocknen und danach längsseitig halbieren. Den Zucchinihälften wird nun vorsichtig mit einem Löffel das Fruchtfleisch ausgeschabt und dieses grob gehackt für später aufbewahrt.
- Die Petersilie ggf. putzen, dann waschen und fein hacken.

- Die Ziegenkäse in kleine Würfel schneiden.
- Den Knoblauch und die Zwiebel schälen, beides fein hacken und anschließend in einer Pfanne mit heißem Öl glasig anbraten. Das Zucchinifruchtfleisch dazu geben und dieses für eine Minute mitanbraten lassen.
- Jetzt werden dem Pfanneninhalt die passierten Tomaten untergerührt und mit der Petersilie, Oregano und Paprikapulver abgeschmeckt. Bei schwacher Hitze für 4-5 Minuten leicht köcheln lassen, dann ausreichend mit Salz und Pfeffer würzen.
- Die Zucchinihälften werden nun in eine leicht geölte Auflaufform gelegt, mit Pfeffer und Salz gewürzt und dann mit etwa der Hälfte der vorbereiteten Ziegenkäsewürfel befüllt. Begießen Sie den Käse großzügig mit der hergestellten Soße und schichten Sie darauf die restlichen Käsewürfel.
- Die gefüllten Zucchinihälften sollen nun im Backofen für 15 Minuten backen.

Avocadosalat

Zutaten für 2 Portionen:
150 g Vollmilchjoghurt
75 g Eisbergsalat
4 EL Crème Fraîche
1 kleine Dose Mais
2 reife Avocado, ½ Gurke
½ TL Chilipulver
1 EL Zitronensaft, Salz, 2 TL Kreuzkümmel

Zubereitung:
Waschen und trocken sie den Salat und schneiden den in feine Streifen. Entkernen sie die Avocado und würfeln das Fruchtfleisch, mit Zitronensaft beträufeln. Die Gurke halbieren und würfeln. Alles in einer Schüssel vermengen.
Das Dressing aus Joghurt, Kreuzkümmel, Chilipulver und Creme Fraiche vermengen und mit Salz abschmecken. Das Dressing über den Salat geben und genießen!

Kiwi Chia Pudding mit Joghurt

136,9 kcal | 6 Gramm Eiweiß | 6,2 Gramm Fett | 12,4 Gramm Kohlenhydrate

Zutaten:

- 10 Gramm Chia Samen
- 75 ml Mandelmilch
- Süßstoff oder Xucker nach Bedarf
- 75 ml Joghurt
- Mark einer halben Vanilleschote
- 1 Kiwi
- Saft einer halben Bio Limette

Zubereitung:

Süße die Mandelmilch nach Bedarf und gib anschließend die Chia Samen hinein. Das Ganze am besten über Nacht im Kühlschrank quellen lassen.

Am nächsten Tag verrührst du Joghurt, Vanillemark, etwas Süßstoff und Limettensaft zu einer Masse.

Anschließend die Kiwi im Mixer passieren.

Nachdem die Samen aufgequollen sind, den Chia Pudding in ein Glas füllen und mit dem Joghurt bedecken. Verwende etwas passierte Kiwi als Topping und garniere das Dessert mit einer Fruchtscheibe.

Omelett mit Käse und Tomaten

Zutaten für 1 Portion:
2 Eier
1 TL Butter
½ TL Zitronensaft
1 Tomate
Etwas geriebenen Käse
Salz, Pfeffer
Muskat
Schnittlauch

Zubereitung:
Eier mit den Gewürzen und dem Zitronensaft verrühren. Tomate klein schneiden. Nun die Ei-Masse in eine Pfanne mit geschmolzener Butter geben und bei mittlerer Temperatur stocken lassen. Wird das Omelett oben leicht fest, werden der Käse und die Tomate darauf verstreut.

Spinatsuppe

Kcal.: 450 Zubereitungszeit: 20 min.

ZUTATEN:

- ☐ 600 tiefgefrorener Blattspinat
- ☐ 1 große Zwiebel
- ☐ 1 Zehe Knoblauch
- ☐ 60 g Frühlingszwiebeln
- ☐ ½ Bund Petersilie
- ☐ 100 g Feta Käse
- ☐ 400 ml Gemüsebrü
- ☐ 100 ml Sahne
- ☐ 1 TL Olivenöl
- ☐ Salz, weißer Pfeffe

ZUBEREITUNG:

- Die Zwiebel und den Knoblauch schälen, fein hacken und anschließend in einem Topf mit heißem Olivenöl glasig anbraten.
- Die Gemüsebrühe dazugeben und alles ein Mal aufkochen lassen.
- Gleich im Anschluss wird der gefrorene Blattspinat in die Brühe gelassen und diese zum Köcheln gebracht. Bitte 10 Min. leicht köcheln lassen.
- Die Frühlingszwiebeln putzen, waschen, in dünne Röllchen schneiden und in den Topf geben.
- Die Petersilie ggf. putzen, waschen, trocken schütteln und fein hacken.

- Nun wird mit Hilfe eines Stabmixers der Spinat gleichmäßig glatt püriert und in diesen die Sahne langsam eingerührt. Mit Salz und Pfeffer würzen.
- Abschließend wird der Feta Käse in die Suppe gebröselt und danach die gehackte Petersilie eingestreut. Vor dem Servieren 2 Minuten durchziehen lassen.

Erfrischendes Zitronenmousse

Zutaten für ca. 4 Portionen:
3 Eiweiße
Pfefferminzblätter zum Garnieren
50 g Magerquark
Süßstoff (Stevia oder Xucker) nach Bedarf
5 Blätter weiße Gelatine
400 ml fettarme Schlagsahne
Eine Prise Salz
1 Zitrone

Zubereitung:
Weichen Sie zunächst die Gelatine nach Packungsanweisung ein. Waschen Sie anschließend die Zitrone und reiben die Schale ab. Nun können Sie den Saft der Zitrone auspressen und zusammen mit dem Quark, dem Zucker und dem Zitronenabrieb in eine Schale geben und gut vermischen. Erhitzen Sie anschließend die eingeweichte Gelatine mit ca. 5 EL Wasser in einem Topf. Geben Sie 2 Esslöffel des Quarks zu der Gelatine in den Topf und nehmen diesen vom Herd.

Heben Sie die Gelatine zügig unter den restlichen Quark und stellen diesen zur Seite. Schlagen Sie die Eiweiße mit etwas Salz steif und heben auch diese unter die Quarkmasse, bis sie schön cremig ist. Lassen Sie die Creme für ca. 2 Stunden im Kühlschrank ruhen und schlagen Sie anschließend die Sahne steif.
Diese wird ebenfalls unter die Masse gehoben. Teilen Sie diese danach auf vier Dessertgläser auf und lassen Sie die fertige Mousse über Nacht im Kühlschrank auskühlen. Garnieren Sie die Schälchen vor dem Servieren mit den Minzblättchen.

CPSIA information can be obtained
at www.ICGtesting.com
Printed in the USA
BVHW040856250621
610444BV00014B/317